Gina Lladó Jordan

Compreender as perturbações alimentares

Gina Lladó Jordan

Compreender as perturbações alimentares

Descrição, factores de risco, epidemiologia e complicações

ScienciaScripts

Imprint

Any brand names and product names mentioned in this book are subject to trademark, brand or patent protection and are trademarks or registered trademarks of their respective holders. The use of brand names, product names, common names, trade names, product descriptions etc. even without a particular marking in this work is in no way to be construed to mean that such names may be regarded as unrestricted in respect of trademark and brand protection legislation and could thus be used by anyone.

Cover image: Disponibilizado pelo autor

This book is a translation from the original published under ISBN 978-620-2-31730-6.

Publisher:
Sciencia Scripts
is a trademark of
Dodo Books Indian Ocean Ltd. and OmniScriptum S.R.L publishing group

120 High Road, East Finchley, London, N2 9ED, United Kingdom
Str. Armeneasca 28/1, office 1, Chisinau MD-2012, Republic of Moldova, Europe
Printed at: see last page
ISBN: 978-620-7-89367-6

À minha família e amigos pelo seu amor e apoio em todos os meus projectos.

PREÂMBULO

O capítulo intitulado "Compreender as Perturbações Alimentares: Descrição, Factores de Risco, Epidemiologia e Complicações", da autoria de Gina Llado, Jordan, fornece uma imagem clara dos diferentes aspectos das perturbações alimentares. Baseia-se no estudo de um grande número de trabalhos publicados, incluindo a sua tese de doutoramento, o que o torna um trabalho fundamental neste domínio.

A este respeito, é invulgar que um livro deste género abranja tantas facetas importantes das perturbações alimentares, com o seu conteúdo complexo e diversificado que engloba diferentes áreas da medicina, nutrição e psicologia. Aborda aspectos como a epidemiologia, a etiologia, a descrição e características dos tipos de perturbações alimentares, os factores predisponentes e desencadeantes, o envolvimento genético, o género e a idade de máxima suscetibilidade, bem como a cronicidade, as complicações e manifestações clínicas e os marcadores de gravidade.

Trata-se de uma obra ampla, exaustiva e responsável, que faz uma revisão dos conhecimentos atualmente disponíveis sobre os aspectos mencionados. Destaco especialmente os dados de prevalência obtidos e publicados não só em vários países do mundo, mas também em diferentes regiões de Espanha.

Esta informação é essencial não só para os especialistas, mas também para os médicos de cuidados primários, uma vez que fornece um verdadeiro mapa da prevalência das perturbações alimentares. As perturbações alimentares afectam geralmente a população adolescente do sexo feminino, mas, tal como vários autores salientaram, as fronteiras estão a tornar-se cada vez mais ténues, uma vez que são cada vez mais os casos que envolvem crianças e jovens do sexo masculino.

É também um trabalho socialmente importante, uma vez que as perturbações alimentares estão intimamente ligadas à autoestima. Em muitos casos, podem levar à incapacidade para o trabalho e até, nos casos mais graves, à incapacidade de desenvolvimento pessoal devido à perda dos ciclos de vida reprodutiva. As perturbações alimentares têm um impacto considerável na vida familiar e representam também uma despesa pública importante, como demonstram as elevadas percentagens de cronicidade. As pessoas com perturbações alimentares têm frequentemente outras doenças relacionadas, um fenómeno conhecido como co-morbilidade. A secção sobre as manifestações clínicas mostra o grau de co-morbilidade destas perturbações, a nível médico, nutricional e psicológico. Este livro será, portanto, de interesse para um vasto leque de profissionais de saúde.

De um ponto de vista pessoal, eu diria que só se encontram pessoas extraordinárias ocasionalmente ao longo da vida. Estas pessoas mostram-nos muitas vezes aquilo de que os seres humanos são capazes no seu melhor, a grandeza humana que é muitas vezes ofuscada pela rotina diária. Estou a falar de uma jovem que estava absolutamente determinada não só a ir além do que se esperava dela em termos académicos, mas também a quebrar barreiras e a lutar contra a incompreensão. E o seu sonho começou a ganhar forma quando trabalhou na sua tese de doutoramento, "Biomarcadores de Distúrbios Alimentares (DE) em Adolescentes", que defendeu com sucesso na *Universidade Europeia de Madrid.*

A escolha deste tema vem na sequência de preocupações pessoais anteriores da autora, em consonância com os valores de solidariedade que lhe são caros e com o seu trabalho voluntário em ONG ligadas à alimentação em países devastados pela pobreza, pela seca ou pela guerra.

A sua tese deu-lhe a oportunidade de realizar um estudo científico de grande valor social potencial e, ao fazê-lo, explorar um certo número de patologias ligadas ao comportamento alimentar que estão a tornar-se cada vez mais comuns nas sociedades desenvolvidas.

A sua abordagem científica ao estudo das perturbações alimentares tem sido abrangente e abriu muitas portas a futuras investigações. Da mesma forma, graças à sua ambição de crescer e de comunicar aos outros, estou certo de que Gina Llado Jordan desempenhará um papel importante na divulgação de novas contribuições científicas que abordam os vários aspectos destas perturbações, sendo este "Understanding Eating Disorders: description, risk factors, epidemiology and complications" um exemplo brilhante.

Maria Jose Blanco Fernandez De Valderrama, PhD

Biologia Molecular e Desenvolvimento *Universidad Europea de Madrid*

APRESENTAÇÃO

Atualmente, os distúrbios alimentares continuam a estar presentes em muitas áreas da nossa vida, como a família, a escola e os meios de comunicação social. A facilidade de acesso a informações e recursos na Internet também está diretamente ligada a estas patologias. Alguns sítios Web ou blogues dedicam-se a manter e apoiar os distúrbios alimentares, chegando muitas vezes a promovê-los como uma escolha de estilo de vida.

Apesar do longo desenvolvimento histórico destas patologias, bem como das elevadas taxas de incidência e prevalência, e apesar de se tratar de perturbações psiquiátricas graves com consequências significativas para o desenvolvimento do doente, a dimensão e o impacto dos problemas causados pelas perturbações alimentares ainda não são bem compreendidos pela população em geral. Tornaram-se, por isso, um desafio de saúde pública.

O objetivo deste livro é fornecer uma introdução e uma abordagem para compreender e enfrentar o problema das perturbações alimentares. Assim, serão analisados os seguintes aspectos: antecedentes históricos e definições de anorexia nervosa e bulimia nervosa; influência da idade, do estatuto sócio-cultural e do género; factores predisponentes, desencadeantes e mantenedores; extensão do problema; evolução e resultados; complicações associadas às perturbações alimentares; e indicadores de gravidade.

AGRADECIMENTOS

Aos meus orientadores de tese da *Universidad Europea de Madrid* e do *Hospital Infantil Universitário Nino Jesus* de Madrid, por me terem dado a oportunidade de realizar a minha tese de doutoramento sobre distúrbios alimentares. Foi, sem dúvida, uma grande experiência de aprendizagem para mim e deu origem a muitos projectos maravilhosos, como este livro.

A Maria Jose Blanco Fernandez De Valderrama pelo seu fantástico prefácio.

À minha família, pelo seu apoio.

ÍNDICE DE ASSUNTOS

Capítulo 1: Antecedentes e definição

As perturbações do comportamento alimentar (TA) são perturbações psiquiátricas associadas a elevadas taxas de co-morbilidade psicossocial, mortalidade prematura e má qualidade de vida. Caracterizam-se por uma perturbação dos hábitos alimentares e são geralmente acompanhados por uma preocupação excessiva com o peso e uma obsessão com a magreza. Esta obsessão conduz geralmente a situações que podem implicar um risco para a saúde do doente. As formas mais comuns de perturbações alimentares são a bulimia e a anorexia.

No que diz respeito à bulimia nervosa, as características clínicas que atualmente correspondem a esta perturbação e, consequentemente, os comportamentos associados à hiperfagia e ao vómito induzido, remontam à Roma antiga *(Crichton, 1996).* Na Idade Média, ao contrário da visão associada ao jejum, a compulsão alimentar era vista como algo negativo e, por vezes, associada à possessão satânica *(Morande et al., 2014). As* primeiras referências documentadas a comportamentos que se assemelham ao conceito atual de bulimia foram registadas no Blankaart Physical Dictionary (1708) e no Quincy's Medical Dictionary (1726) *(Stein et al., 1988).*

Um século mais tarde, Blanchez (1869), no Dictionnaire des sciences médicales de Paris, descreveu duas formas de bulimia, uma caracterizada pela preocupação com a comida e a outra ligada aos vómitos. No entanto, só em 1944 é que surgiram as descrições mais próximas dos critérios actuais, como as propostas por Binswanger (1944).

A anorexia nervosa também tem sido descrita há séculos. A história da anorexia nervosa começa com a descrição de casos de jejum voluntário entre santos medievais *(Brumberg, 2000), e há* evidências de jejum auto-induzido por mulheres (conhecidas como "Santas Anorécticas") em nome da devoção religiosa durante a Idade Média, particularmente entre os séculos XIII e XVI.

Gradualmente, a associação da restrição alimentar com a religião foi-se afastando e foi substituída por uma associação com a imagem corporal. No período romântico, a recusa de comer foi associada ao ideal de magreza. As mulheres magras e pálidas eram supostas ser mais bonitas e ter um estatuto social mais elevado *(Toro et al., 2011).*

A primeira descrição clínica da anorexia nervosa foi feita por Morton em 1694. Foi incluída na sua monografia *"Phisiologia or a Treatise of Consumption".* No entanto, só em 1868 é que Gull cunhou o termo "anorexia nervosa" e Lasegue descreveu a doença como "fome histérica". Ambos os autores consideraram este distúrbio alimentar como uma doença psicogénica.

Em 1914, Simonds estabeleceu uma ligação entre a anorexia nervosa e a insuficiência hipofisária; no entanto, esta possível origem endócrina foi excluída na década de 1930, quando os estudos se centraram na base psicológica da perturbação *(Mateos-Parra et al., 1997).* No início do século XX, Emil Kraepelin foi o autor da primeira classificação das doenças psiquiátricas, embora na altura as perturbações alimentares não fossem consideradas perturbações mentais.

Nos anos 60, a importância e o reconhecimento das perturbações alimentares aumentaram graças à primeira conferência interdisciplinar sobre alimentação e comportamento, realizada nos Estados Unidos. Desde os anos 70, vários estudos sublinharam a importância de estabelecer critérios comuns para a definição das perturbações alimentares. Os critérios propostos por Feighner et al (1972) para a anorexia nervosa e por Russell (1979) para a bulimia nervosa foram amplamente aceites pela comunidade científica. Em 1979, a terceira edição do *Manual de Diagnóstico e Estatística das Perturbações Mentais* (DSM-III), publicado pela Associação Americana de Psiquiatria (APA), classificou a anorexia nervosa e a bulimia nervosa como perturbações alimentares. Posteriormente, a edição DSM-IV utilizou um diagnóstico multiaxial; cada um dos cinco eixos fornece um tipo diferente de informação sobre o diagnóstico. *(Pichot, 1995).*

De acordo com o *Guia de Prática Clínica sobre Transtornos da Conduta Alimentar (Grupo de trabajo de la Gufa de Practica Clinica sobre trastornos de la Conducta Alimentaria, 2009)*, a anorexia nervosa é "uma perturbação alimentar que se manifesta por um desejo incontrolável de ser magro, acompanhado pela prática voluntária de procedimentos destinados a atingir esse objetivo: dietas rigorosas e restritivas e comportamentos de purga". O guia acrescenta ainda que, apesar da perda progressiva de peso, os doentes têm um medo extremo de se tornarem obesos. Têm uma imagem corporal distorcida e estão extremamente preocupados com a comida, a forma do corpo e o peso. Consequentemente, adoptam comportamentos de evitamento da comida e acções compensatórias para compensar o que ingeriram, tais como uma hiperatividade física extrema ou comportamentos de purga. Os doentes geralmente não têm consciência da doença ou dos riscos envolvidos no seu comportamento. A sua atenção está centrada na perda de peso, o que conduz a um mau estado nutricional e, em última análise, a riscos de vida. Para além disso, as mulheres com esta doença sofrem de amenorreia secundária. No entanto, uma das alterações mais significativas nos critérios de diagnóstico da atual edição do DSM (DSM-5), publicada em 2013 *(American Psychiatric Association, 2013)*, é a eliminação do critério da amenorreia.

No que diz respeito à bulimia nervosa, os padrões alimentares seguidos pelos doentes bulímicos caracterizam-se pela ingestão de quantidades excessivas de alimentos num curto espaço de tempo (bingeing), seguida de comportamentos ou actividades compensatórias destinadas a evitar o aumento de peso (vómitos auto-induzidos e abuso de laxantes e diuréticos) *(American Psychiatric Association, 2013)*. Apesar de existirem outras propostas de classificação, como o protocolo transdiagnóstico proposto por Fairburn e Cooper (1993), que agrupa todas as perturbações alimentares numa única categoria baseada na preocupação com o peso, a comida e a forma do corpo, atualmente os critérios mais utilizados na clínica e na investigação são os descritos no DSM-IV e no DSM-5.

Capítulo 2: A idade e as perturbações alimentares

Ao contrário do que se pensa, as perturbações alimentares afectam pessoas de todas as idades. Dependendo da idade, podem ser identificados os seguintes subgrupos: perturbações alimentares na primeira infância, que afectam crianças com menos de 6 anos; perturbações alimentares na pré-puberdade, que afectam crianças dos 6 aos 13 anos; perturbações alimentares na adolescência e na idade adulta; e perturbações alimentares na terceira idade, que afectam a população idosa *(Morande, 2012)*.

Embora ocorram em qualquer idade, o aparecimento das perturbações alimentares, ou das suas síndromes parciais, em geral, é mais frequente na pré-adolescência, na adolescência e na idade adulta jovem *(Morande, 2012; Morande et al., 2014)*. Vários autores defendem que a interiorização do modelo de imagem corporal dominante de magreza começa na pré-adolescência, entre os 7 e os 13 anos, e manifesta-se mais claramente na adolescência, entre os 14 e os 19 anos. As mudanças que geralmente ocorrem durante a puberdade (aumento de peso e altura e transformação do corpo) podem afetar a autoestima, que está intimamente ligada à aparência física *(Austin et al., 2008; Tremblay et al., 2009). É de salientar* que as mudanças biológicas e psicológicas, bem como a redefinição dos papéis sociais nesta altura e o crescente interesse pelo culto da beleza, também desempenham um papel fundamental no desenvolvimento das perturbações alimentares *(Morande et al., 2014)*. Assim, muitas crianças e adolescentes projectam os seus problemas e inseguranças no seu corpo, aumentando a insatisfação corporal.

Do ponto de vista fisiológico, a adolescência é um período de mudanças intensas. Do ponto de vista cognitivo e emocional, os adolescentes estão parcialmente limitados nas suas capacidades verbais, na sua capacidade de expressar conceitos abstractos, na sua consciência emocional e na sua inibição comportamental, sendo mais vulneráveis e afectados por estas mudanças *(Calvo Medel, 2012). Por este motivo,* as crianças e os adolescentes são a população mais frequentemente afetada por estas perturbações.

Os factores socioculturais, que predominam nos países industrializados, estão também envolvidos no desenvolvimento de distúrbios alimentares. A magreza é vista como um símbolo de beleza e de sucesso. Além disso, o estigma da obesidade, que leva à adoção de dietas restritivas, é considerado o fator universal que precede o aparecimento da anorexia nervosa. Os adolescentes podem sentir que não estão a corresponder às expectativas impostas pela sociedade e envolver-se em acções que não estão centradas na saúde, ou mesmo na beleza, mas no sucesso *(Turon Gil, 2005).*

No entanto, é de notar que atualmente o período da adolescência começa numa idade mais jovem. Este facto pode ter influência no aumento da incidência de perturbações alimentares pré-púberes *(Morande, 2012).* Apesar de muitos autores considerarem que as perturbações alimentares surgem após a puberdade e que a sua incidência aumenta a partir dos 14 anos, Guirado e Ballester Arnal (2005) consideram que, tal como no estudo de Cusumano e Thompson (2001), os comportamentos alimentares problemáticos são observados em crianças mais novas (11 anos), o que poderia refletir uma certa gestação de perturbações mais graves.

Capítulo 2 - Parte 1: Diagnósticos de perturbações alimentares relacionados com a idade

As perturbações alimentares na infância são heterogéneas. Afectam bebés ou crianças com menos de 6 anos e incluem uma grande variedade de alterações, como a anorexia infantil, as perturbações alimentares selectivas, as perturbações alimentares pós-traumáticas e as perturbações alimentares associadas a doenças orgânicas *(American Psychiatric Association, 2013). São* condições graves pelas consequências que podem ter na maturação e desenvolvimento das crianças afectadas *(Morande, 2012);* por exemplo, podem levar a atrasos no crescimento, aversões alimentares e dificuldades secundárias na convivência familiar *(Osorio et al., 2002).*

A incidência das perturbações alimentares pré-púberes aumentou. Como já referimos, afectam crianças com idades compreendidas entre os 6 e os 13 anos. As circunstâncias que podem influenciar o aparecimento destas perturbações são variadas: obsessão pelo corpo, depressão, restrições alimentares, disfagia psicogénica, vómitos, alimentação selectiva e casos de excesso de peso ou obesidade com insatisfação corporal e baixa autoestima *(Morande, 2012).*

Entre os tipos de perturbações alimentares pré-púberes, a anorexia nervosa pode ser suspeitada durante um exame médico de rotina devido a uma falta de progressão do peso e da altura, a uma perda de peso acentuada ou a um atraso no desenvolvimento da puberdade *(Lenoir e Silver, 2006). Tal* como acontece com os adolescentes e os adultos, as crianças pré-púberes que sofrem desta perturbação caracterizam-se por uma obsessão pela magreza ou pela imagem corporal, pelo medo de ganhar peso e pela rejeição da comida *(Monleon et al., 2003).* No entanto, algumas das manifestações clínicas da anorexia nervosa em crianças pré-púberes são menos evidentes do que em adolescentes ou adultos. A perda de peso devido à restrição calórica é geralmente menor porque o crescimento do peso é reduzido ou interrompido. A ausência de menstruação no início da puberdade e a maior desidratação das raparigas pré-púberes, combinadas com a falta de compreensão do conceito de calorias e a restrição do consumo de água, limitam a aplicação de critérios formais de diagnóstico em crianças pré-púberes *(Lenoir e Silver, 2006).*

Os problemas causados pela anorexia nervosa nas crianças conduzem a complicações médicas graves, como a formação óssea deficiente. Os doentes que recuperam numa idade precoce (15 anos ou menos) têm maior probabilidade de ter uma densidade óssea normal e um prognóstico muito melhor para a doença *(Romeo et al., 2007).*

A outra perturbação alimentar comum, a bulimia, é difícil de diagnosticar tanto em idades precoces como em idades avançadas, devido à ocultação dos sintomas *(Rava et al., 2004).* O estudo e o diagnóstico das perturbações alimentares pré-púberes são recentes. Nas últimas décadas, a investigação tem aumentado devido à maior incidência de casos nesta faixa etária *(Correa et al., 2006).* Apesar disso, os estudos são escassos e os distúrbios alimentares nesta faixa etária merecem ser mais estudados. Assim, é importante analisar e avaliar o estado nutricional de crianças e pré-adolescentes, através da anamnese, exame físico, estudo dietético, avaliação antropométrica e avaliação de marcadores biológicos (parâmetros bioquímicos, hematológicos e imunológicos), com vista ao diagnóstico e tratamento precoce *(Romeu et al., 2007).* Por fim, os transtornos alimentares mais comuns que ocorrem na adolescência são a anorexia e a bulimia, os transtornos alimentares não especificados e a compulsão alimentar *(Morande et al., 2014).*

Capítulo 3: Género, estatuto socioeconómico e alimentação Perturbações do humor

Em termos de género, 90% das síndromes clínicas de perturbação alimentar envolvem mulheres, particularmente nos anos pós-púberes *(Klump et al., 2007)*, em comparação com 10% dos homens *(Graell Berna, 2012)*. *Na* idade escolar, a proporção de mulheres para homens é de 6 para 4, e quando se trata de distúrbios alimentares em bebés e idosos, a incidência em homens e mulheres é a mesma (50%) *(Morande, 2012)*. Apesar do estereótipo de que os distúrbios alimentares se limitam em grande parte às raparigas adolescentes brancas nas sociedades desenvolvidas, a verdade é que outros grupos demográficos também são afectados pelos distúrbios alimentares. Estes incluem homens, pessoas de meia-idade e idosos, bem como pessoas de origens étnicas não brancas *(Calvo Medel, 2012). Por exemplo, a prevalência* da anorexia nervosa na população em geral é de 0,001%, mas se nos concentrarmos apenas nas mulheres jovens dos países desenvolvidos, a prevalência sobe para 0,5% *(Graell Berna, 2012)*.

No que diz respeito ao impacto do estatuto socioeconómico nas perturbações alimentares, o ideal de magreza evoluiu ao longo da história para refletir as normas estéticas e sociais de um determinado período. Diferentes formas corporais têm sido associadas a um estatuto social e económico desejável. No passado, quando a alimentação era um luxo, a obesidade era vista como um sinal de elevado estatuto social. Atualmente, a magreza está associada ao sucesso e ao estatuto social, e a pressão para ser magro está presente em todas as classes sociais. As perturbações alimentares já não estão confinadas aos países económica e socialmente desenvolvidos, pois também existem casos em países menos desenvolvidos.

Capítulo 4: Etiopatogénese das perturbações alimentares

Tal como outras síndromes psiquiátricas, as perturbações alimentares têm múltiplas causas. No entanto, têm uma caraterística distintiva: a presença de alterações nutricionais. Estas alterações, e em particular as suas consequências, complicam a etiopatogénese das perturbações alimentares e explicam uma parte essencial do seu desenvolvimento, manutenção e gravidade.

Desde os anos 50, foram desenvolvidos vários modelos conceptuais na tentativa de explicar a etiologia, o desenvolvimento e a manutenção das perturbações alimentares. Estes modelos incluem : o modelo psicodinâmico, que aborda a sintomatologia do ponto de vista de que a condição somática pode representar um trauma ou um conflito emocional; o modelo biológico, que analisa o papel dos factores biológicos e das alterações neuroendócrinas no desenvolvimento das perturbações alimentares; o modelo familiar, que estuda a influência das características familiares no desenvolvimento das perturbações alimentares; o modelo cognitivo-comportamental, que se centra na teoria da aprendizagem, em particular no reforço positivo e negativo de ser ou não ser magro; e o modelo sócio-cultural, que se baseia na pressão cultural para seguir um determinado modelo estético.

O modelo etiopatogénico mais amplamente aceite considera os distúrbios alimentares como um fenómeno bio-psico-sócio-cultural complexo e uma combinação de todos os factores coexistentes acima mencionados. *(Serra Majem et al., 2001; Faya, 2012). Os* factores envolvidos no desenvolvimento e manutenção das perturbações alimentares podem ser divididos em: factores causais ou de risco, também conhecidos como factores predisponentes, que aumentam a vulnerabilidade ou o risco de sofrer de perturbações alimentares;

factores precipitantes ou desencadeantes, que promovem o aparecimento da perturbação; e factores de manutenção e cronicidade, que prolongam a duração das perturbações alimentares *(Garner, 1993)*.

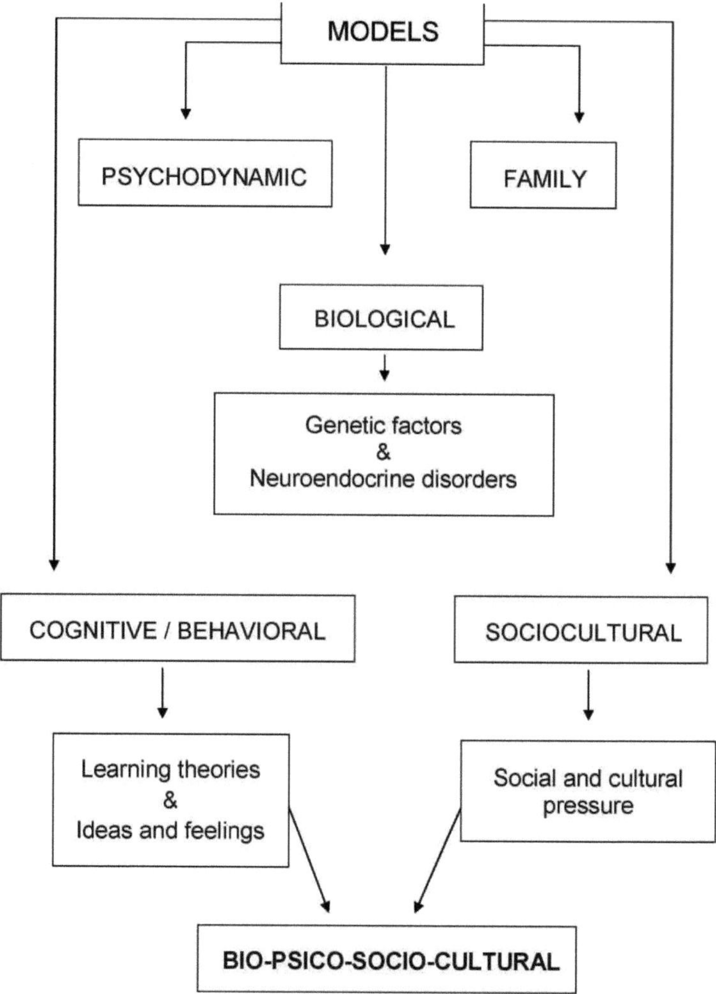

Figura 1: Modelos conceptuais. Etiopatogénese da DE. Adaptado de Faya, 2012

Capítulo 4 - Parte 1: Factores predisponentes

Existem três tipos de factores predisponentes: factores individuais, factores familiares e factores culturais.

Factores predisponentes individuais

Os factores predisponentes individuais são de natureza pessoal e podem ser psicológicos ou biológicos.

Os factores psicológicos são os relacionados com o temperamento, a personalidade, as funções cognitivas alteradas e o humor do sujeito. As características aqui incluídas são o neuroticismo, a introversão, o perfeccionismo, a competitividade, o autocontrolo e a inibição emocional, o distanciamento emocional ou a dificuldade em processar acontecimentos emocionais, a baixa autoestima, o elevado evitamento de danos, a elevada dependência da gratificação *(Vitousek et al., 1994; Monleon et al., 2003; Toro, 2004)* e, como sugerido por Garner (1993), a instabilidade emocional e a depressão.

A investigação, particularmente em crianças e adolescentes, centra-se principalmente no papel do perfeccionismo *(Hewitt et al., 2002).* Vários autores, como Castro et al (2004) e Saling et al (2005), defendem que o perfeccionismo é um fator preditivo da prática de dieta em crianças de ambos os sexos com idades compreendidas entre os 8 e os 10 anos. Morande e Casas (1997) sugerem que, para além do perfeccionismo, a personalidade de quase todos os pacientes adolescentes antes do desenvolvimento da doença é caracterizada por expectativas elevadas e perseverança, aceitação das normas sociais e aparente autonomia. As alterações neuropsicológicas, como a rigidez cognitiva e a atenção excessiva aos pormenores, são também factores psicológicos pessoais. Por fim, é de salientar que os doentes com perturbações alimentares podem ter problemas psicológicos associados como consequência da doença ou, pelo contrário, problemas psicológicos anteriores que podem levar ao aparecimento de uma perturbação alimentar. As perturbações psiquiátricas, como a ansiedade ou as perturbações obsessivas, também podem afetar os doentes com perturbações alimentares, independentemente da idade *(Baker et al., 2009).* Os sintomas psicológicos, particularmente os da anorexia nervosa, estão presentes tanto nas mulheres como nos homens, embora a obsessão pela magreza, a má perceção da imagem corporal e a perda de peso sejam mais comuns nas mulheres *(Baker et al., 2009).*

Para além das características psicológicas, os factores biológicos, como a exposição hormonal pré-natal, também desempenham um papel importante no aparecimento das perturbações alimentares. Os factores genéticos e epigenéticos envolvidos na predisposição para o desenvolvimento da doença também fazem parte deste grupo.

A este respeito, a investigação apoia uma série de ideias, incluindo: a transmissão familiar da doença; a influência do ambiente hormonal durante a vida fetal e das hormonas da puberdade na prevalência e desenvolvimento de perturbações alimentares; o facto de ser do sexo feminino ser um dos principais factores de risco; e o facto de a interação entre o genótipo e o ambiente poder influenciar o desenvolvimento de perturbações alimentares durante a puberdade *(Culbert et al., 2008).*

Na última década, tem havido um interesse crescente no papel das alterações epigenéticas no contexto das perturbações alimentares. Vários estudos demonstraram que a interação entre os genes e o ambiente pode modificar a expressão genética (através de processos epigenéticos) e facilitar o desenvolvimento de perturbações alimentares *(Dolinoy et al., 2007).* Estes genes podem ser modificados no útero da mãe como resultado do stress materno ou de uma má nutrição. Como resultado, o estado nutricional da mãe provoca alterações epigenéticas persistentes, bem como alterações sistemáticas nos epialelos metaestáveis humanos (alelos que são expressos de forma variável em indivíduos geneticamente idênticos) que podem estar ligados ao desenvolvimento destas perturbações *(Toro, 2014)*. Se estas alterações se tornarem permanentes, serão transmitidas aos descendentes, tornando-se assim hereditárias.

No que diz respeito à hereditariedade, a natureza familiar das perturbações alimentares foi estabelecida. De acordo com Strober et al (2000), os pais de indivíduos com TA têm 7,7 vezes mais probabilidades de desenvolver a perturbação. No entanto, esta hereditariedade dos distúrbios alimentares está associada ao desenvolvimento sexual durante a puberdade *(Klump, 2013)*, quando as hormonas ováricas se tornam proeminentes. É possível que a ativação das hormonas ováricas na puberdade active o risco genético de desenvolver perturbações alimentares através da regulação diferencial do risco genético *(Klump et al., 2007; Toro, 2014)*. De acordo com Culbert et al (2008), as hormonas durante a puberdade podem aumentar a suscetibilidade genética para uma perturbação alimentar. Os autores também apoiam a presença de interacções entre o genótipo e o ambiente, que desempenham um papel no desenvolvimento da patologia durante a puberdade.

Por último, um estudo realizado por Procopio e Marriott (2007) sobre gémeos revelou que a gravidez de um feto feminino produz uma substância que aumenta o risco de anorexia nervosa na idade adulta. A sua conclusão baseia-se no facto de que ser do sexo masculino reduz a possibilidade de desenvolver a doença, e que quando os homens coexistem no útero com fetos femininos, o seu risco aumenta, em particular para a anorexia nervosa.

Factores familiares predisponentes

Os factores familiares predisponentes são aqueles que estão ligados à família como um todo, incluindo o modelo familiar (padrão e funcionamento) ou os seus hábitos.

Como sugere Toro (2014), vários estudos têm demonstrado a influência da família no risco de desenvolvimento de perturbações alimentares através da transmissão de preocupações com a imagem corporal ou de comportamentos alimentares anómalos. Determinadas famílias *(Steiger et al., 1996)* ou determinados modelos familiares, como os caracterizados como superprotectores ou desestruturados, têm influência no desenvolvimento de perturbações alimentares *(Morande et al., 1997)*. Já em 1989, Vandereycken et al. demonstraram que os modelos ou padrões familiares superprotectores e rígidos, nos quais as mães desempenham um papel dominante, favorecem o desenvolvimento de uma forte relação de dependência entre mãe e filha que, por sua vez, pode conduzir a estas perturbações. Lee e Lee, em 1996, sugeriram que a coesão e o conflito familiar contribuem para o desenvolvimento de perturbações alimentares.

Os hábitos também podem atuar como factores predisponentes. Por exemplo, o estudo realizado em 2003 pelo Instituto de Saúde Pública da Comunidade de Madrid concluiu que as crianças cujas mães trabalham têm maior probabilidade de desenvolver perturbações alimentares *(Gandarillas et al., 2003)*. Da mesma forma, a probabilidade de desenvolver perturbações alimentares é maior nos indivíduos cujos pais têm hábitos alimentares inadequados, hábitos de abuso de substâncias ou desenvolveram eles próprios perturbações alimentares. Em 2006, Stein et al. efectuaram um estudo longitudinal que demonstrou que os filhos de mães que sofriam de perturbações alimentares tinham hábitos alimentares perturbados.

Factores culturais predisponentes

Os factores de predisposição cultural são os que estão ligados a ambientes e pressões socioculturais. Estes factores incluem as pressões estéticas para ser magro como sinal de beleza e sucesso, o estigma da obesidade, a influência dos meios de comunicação social e a influência dos pares.

No que diz respeito às pressões estéticas, Toro e Vilardell (1987) sugeriram que a atual pressão para se conformar com o ideal de magreza, particularmente nas sociedades ocidentais, pode levar a uma crescente insatisfação com o próprio corpo. As reacções a esta insatisfação, como as dietas, podem ser um precursor do desenvolvimento de uma perturbação alimentar. Por outro lado, a tendência atual para ganhar peso, em resultado dos excessos alimentares e dos estilos de vida sedentários que caracterizam as sociedades economicamente avançadas, pode também levar ao desenvolvimento de perturbações alimentares.

Os media também têm sido responsabilizados pelo seu papel na promoção de atitudes em relação ao corpo que aumentam o risco de desenvolver distúrbios alimentares. Casos de anorexia nervosa em pessoas famosas, como a Princesa Vitória da Suécia e Diana de Gales, têm estado nos media desde os anos 80, com manchetes que associam os distúrbios alimentares ao glamour e à celebridade *(Jimenez-Morales, 2012).* Em 2003, Tiggeman afirmou que as imagens mediáticas da forma corporal ideal influenciavam a insatisfação corporal das mulheres. O autor também observou que as mulheres com altos níveis de insatisfação corporal tendiam a comprar mais roupas da moda e revistas de beleza. Verri et al (1997) sugeriram que a televisão poderia afetar a incidência e a prevalência da anorexia nervosa e da bulimia, e Stice et al (1994) descobriram que a exposição aos meios de comunicação social estava diretamente relacionada com a interiorização do ideal de magreza em mulheres de 20 anos.

Para além da televisão, as revistas também podem influenciar a perceção que as pessoas têm do seu corpo. Um estudo realizado por Field et al (1999) com uma amostra de 548 raparigas pré-adolescentes concluiu que 69% dessas raparigas afirmaram que as fotografias de revistas influenciavam a sua conceção da figura feminina ideal e 47% decidiram perder peso para se parecerem com as mulheres das fotografias. A celebridade e a beleza estão ligadas aos distúrbios alimentares *(Jimenez-Morales, 2012).*

A influência dos pares é outro fator cultural que pode levar a perturbações alimentares. Na adolescência, os amigos exercem uma pressão ainda maior (conhecida como "pressão dos pares") do que os media e têm mais influência do que os pais. As atitudes dos amigos, como a crítica ou a troça, podem contribuir para as preocupações individuais com a imagem corporal. Os amigos desempenham um papel fundamental no aumento da pressão social e no reforço, em alguns casos, dos cânones de beleza *(Paxton et al., 1999; Morande et al., 2014)*.

A atividade física intensa, o stress associado às competições e a importância atribuída ao peso corporal podem constituir uma combinação arriscada. Por exemplo, em Taiwan, a prevalência de anorexia nervosa entre bailarinas foi de 0,7% *(Tseng et al., 2007)*. Toro et al. realizaram uma investigação em 2005 e descobriram que a prevalência de distúrbios alimentares em atletas espanhóis era cinco vezes superior à do resto da população. Além disso, os riscos aumentam quando estes desportos são praticados durante a puberdade, um período em que a probabilidade de sofrer de distúrbios alimentares é maior *(Toro, 2014)*. Outras profissões específicas, como os professores de educação física *(Calvo Medel, 2012)* ou os militares, constituem grupos de risco. Beekley et al (2009) concluíram que 19% das cadetes do sexo feminino estavam em risco de desenvolver perturbações alimentares. No caso da anorexia nervosa, a prevalência no exército era de 0,2%.

Por último, outro fator cultural que merece ser mencionado é o estigma associado à obesidade. Na sociedade atual, as pessoas com excesso de peso são vistas como descuidadas, preguiçosas, fracas de espírito, com falta de autodisciplina, pouco atraentes, etc. A obesidade é vista como um fracasso pessoal *(Graell Berna, 2012)*. Estes estereótipos conduzem à estigmatização e à discriminação e, subsequentemente, a um maior risco de desenvolver uma perturbação alimentar devido à obsessão de perder peso e de se envolver em acções pouco saudáveis para reduzir o índice de massa corporal *(Swenne, 2001)*.

O estigma da obesidade é particularmente preocupante entre as crianças e os adolescentes. Morande (2012) salientou que o aumento da prevalência da obesidade entre as crianças teve um impacto significativo no aumento dos casos de perturbações alimentares. As raparigas que têm excesso de peso na puberdade são outro grupo de alto risco de perturbações alimentares. Além disso, as tentativas de perder peso durante a infância podem ser um fator de risco para o desenvolvimento de perturbações alimentares no futuro *(Lazaro et al., 1996)*. Canals et al., em 1996, e Micali et al., em 2007, concluíram que os adolescentes com excesso de peso apresentavam um risco acrescido de comportamentos alimentares desadaptativos. Em 2001, Swenne concluiu que os adolescentes que tinham desenvolvido uma perturbação alimentar apresentavam um peso superior no seu gráfico de crescimento. Por último, é importante sublinhar que as raparigas estão mais expostas a estas pressões socioculturais do que os rapazes.

Um outro aspeto a concluir esta panorâmica dos factores culturais é a distribuição geográfica e étnica e as características das perturbações alimentares. As perturbações alimentares não estão distribuídas uniformemente em todos os países. São mais comuns, mas não exclusivos, nos países industrializados, onde prevalece o modelo de magreza-estética-corporeidade *(Pelaez Fernandez et al., 2004)*. Noutros países, as características principais das patologias variam. No Gana, por exemplo, os casos de anorexia nervosa estão ligados a crenças religiosas *(Rojo Moreno, 2012)*. Na China, a privação ou restrição alimentar está geralmente associada ao medo da obesidade e ao desconforto digestivo. O tamanho ideal do corpo das raparigas afro-americanas é maior do que o das raparigas de outros grupos étnicos, em particular das raparigas brancas caucasianas *(Calvo Medel, 2012)*, pelo que se declaram menos insatisfeitas com o seu corpo.

Apesar da investigação realizada até à data, identificar e definir as principais características culturais associadas às perturbações alimentares continua a ser um desafio.

Capítulo 4 - Parte 2: Factores precipitantes ou desencadeantes

Os factores precipitantes ou desencadeantes são condições que contribuem para o aparecimento da perturbação, nomeadamente: dietas de emagrecimento ou restrições alimentares; situações traumáticas; alterações físicas, metabólicas, psicológicas e hormonais que ocorrem durante a puberdade; imaturidade do sistema da serotonina, também durante a puberdade. Os contextos identitários e culturais também podem ter um papel desencadeante. Todos estes factores estão associados ao stress ou a situações de stress.

Vários estudos, como os realizados por Garner e Garfinkel em 1980, Hsu em 1996 e Morande, Celada e Casas em 1999, mostraram que o recurso a dietas de emagrecimento para alcançar a moda e o sucesso social pode precipitar o desenvolvimento de perturbações alimentares. De acordo com Rastam e Gillberg (1992), a depressão também pode ser um fator desencadeante. Em 1992, Mynors-Wallis, Treasure e Chee acrescentaram a incapacidade de lidar com situações adversas à lista de factores precipitantes.

A puberdade e as mudanças físicas, hormonais e psicológicas vividas durante esse período também influenciam o aumento dos casos de transtornos alimentares, principalmente nas mulheres *(Grau Tourino et al., 2012)*.

No entanto, o fator desencadeante mais comum na maioria dos casos é o stress. Os doentes com perturbações alimentares apresentam geralmente níveis elevados de stress nos meses que antecedem o aparecimento da doença (Rastam et al., 1992; Schmidt et al., 1997; Behar et al., 2009). Os acontecimentos traumáticos ou situações stressantes, também conhecidos como acontecimentos de vida stressantes, são diversos. De acordo com Pike et al (2006), os principais factores de stress e desencadeadores de perturbações alimentares em adolescentes e crianças são: conflitos familiares e separação dos pais, mudanças na escola, mudanças durante a puberdade, forte pressão académica para ter sucesso, nascimento de um irmão e perda de um familiar ou amigo.

Os maus-tratos na infância são outro exemplo de situação stressante ou traumática e estão intimamente ligados à bulimia. Neste sentido, duas hipóteses são possíveis: em primeiro lugar, os maus-tratos na infância podem aumentar os sentimentos de vergonha em relação ao próprio corpo, gerando insatisfação corporal e desenvolvendo distúrbios alimentares; em segundo lugar, os maus-tratos, enquanto trauma de infância, levam a perturbações que podem resultar num distúrbio alimentar. O mesmo se aplica à violência física sofrida pelas crianças *(Toro, 2014).*

Capítulo 4 - Parte 3: Manutenção e factores de cronicidade

Os factores de manutenção e de cronicidade são aqueles que prolongam a duração da patologia e contribuem para a sua não recuperação ou manutenção. Os factores incluídos neste grupo são: os factores cognitivos, os factores comportamentais, o sistema da serotonina, a influência ou o comportamento do ambiente e a co-morbilidade. Embora possam atuar separadamente, estes factores podem também interagir.

Em primeiro lugar, no que diz respeito aos factores cognitivos, Garner (1993) e Woodside (1995) constataram que a insatisfação corporal era um fator de manutenção da doença. Além disso, o estilo de pensamento do sujeito, as suas crenças e o seu medo de ganhar peso funcionam igualmente como factores cognitivos de manutenção.

Tal como acontece com os factores comportamentais e as suas consequências, a atividade física excessiva pode também desempenhar um papel na continuação de uma perturbação alimentar, particularmente na anorexia nervosa, porque o exercício induz uma série de factores biológicos que facilitam a não recuperação *(Davis, 1997).* Também *aqui,* Garner e Woodside, em 1993 e 1995 respetivamente, defendem que a perda de peso e os comportamentos crónicos de fome ou de purga têm efeitos psicológicos e físicos que contribuem para a manutenção da doença. Um exemplo destes efeitos, como referem Morande e Casas (1997), pode ser a sensação de saciedade e a dificuldade em esvaziar o estômago sentida pelas pessoas afectadas por esta doença.

O papel do sistema serotoninérgico também deve ser sublinhado. Este sistema está envolvido na regulação do apetite, do humor, dos impulsos, da resposta ao stress e dos sintomas obsessivo-compulsivos. Está, portanto, diretamente ligado à manutenção e à cronicidade das perturbações alimentares. Em pacientes que sofrem destes distúrbios, foram observadas alterações no sistema da serotonina que persistem após a normalização do estado nutricional e a recuperação da doença *(Toro, 2014).*

Outro fator, como referem Morande e Casas (1997), é a atitude da família e dos amigos face à patologia familiar.

Como já referimos, os factores que contribuem para a não cura das perturbações alimentares podem atuar isoladamente ou em simultâneo. Em termos de co-morbilidade, a depressão leva à realização de dietas, com o objetivo de perder peso e melhorar a autoestima, enquanto a privação alimentar aumenta a preocupação com a comida e piora o humor. Desta forma, é gerado um ciclo que perpetua a doença. As alterações cognitivas na perceção da imagem corporal actuam, portanto, como factores predisponentes, mantenedores e crónicos *(Garner, 1993).*

Consequências da cronicidade

A cronicidade leva a várias alterações na condição física do doente, tais como alterações neuropsicológicas e anatomofisiológicas. De acordo com a Associação Americana de Psiquiatria (APA), uma perturbação alimentar é considerada crónica quando dura há 10 anos ou mais *(Pichot, 1995)* e os doentes apresentam as seguintes características: incapacidade de manter um peso saudável, presença de depressão crónica, obsessão e retraimento social.

As alterações neuropsicológicas observadas nos doentes crónicos podem ser consequências das próprias perturbações alimentares (desnutrição, comportamento emético) ou de características anteriores da pessoa que sofre de uma perturbação alimentar. Está provado que a maioria das perturbações afecta as funções executivas ou a tomada de decisões, o processamento visual, a atenção (atenção selectiva), a memória (menos memória nos momentos em que o estado nutricional é mais fraco) e, nos doentes de longa duração, a flexibilidade cognitiva (que está diminuída) (Faus Boronat, 2012).

Do ponto de vista anatomofisiológico, foram observadas anomalias no cérebro de doentes anorécticos, tais como um hipometabolismo global no córtex frontal e parietal, no giro cingulado anterior, no tálamo, na amígdala e no hipocampo, na sequência de uma perda de peso, de uma inanição crónica ou de perturbações metabólicas *(Takano et al., 2001; Rastam et al., 2001).* Além disso, foi registada uma redução significativa da massa cinzenta e do volume total do líquido cefalorraquidiano *(Swayze et al., 2003).*

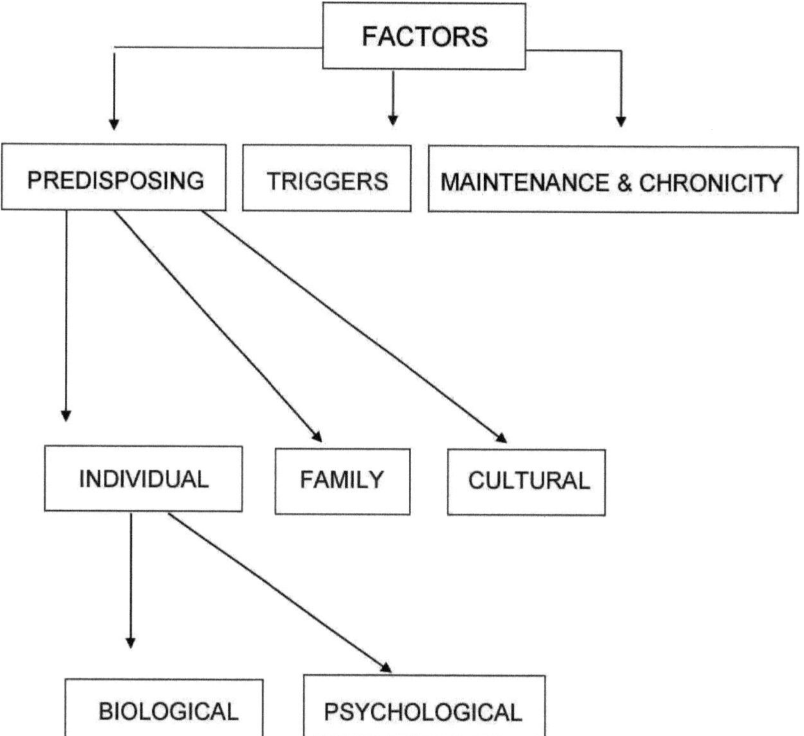

Figura 2. Etiopatogénese da DE. Factores. Adaptado de Garner, 1993

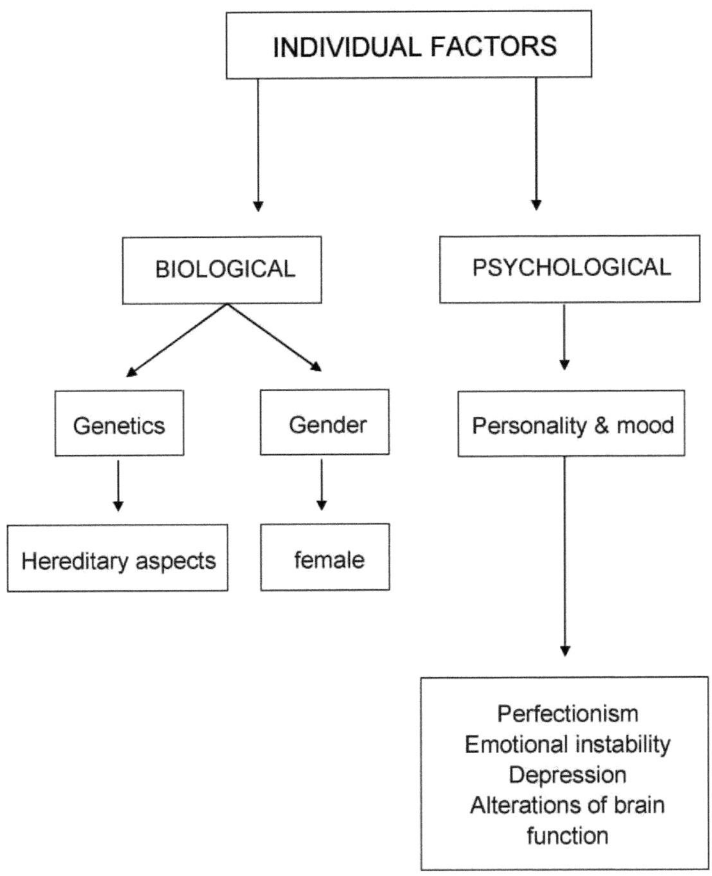

Figura 3: Fisiopatologia da DE. Factores individuais. Adaptado de Llado G, 2017

Capítulo 5: A dimensão do problema: a epidemiologia das perturbações alimentares

A investigação sobre as perturbações alimentares tem aumentado consideravelmente nos últimos anos. Este facto é evidenciado pela publicação de mais de 1250 artigos em 2011 e pelo número crescente (470%) de páginas Web dedicadas à anorexia nervosa e à bulimia nervosa desde 2006 *(Calvo Medel, 2012).*

Os estudos epidemiológicos, possibilitados pelo estabelecimento de critérios diagnósticos específicos e operacionais para a definição de casos *(Grau Tourino et al., 2012),* fornecem dados sobre a incidência e a prevalência dos transtornos alimentares e, por sua vez, sobre os factores associados (estudos transversais) e os factores de risco (estudos longitudinais) *(Serra Allas, 2011).*

Nas últimas décadas, vários estudos internacionais têm-se centrado nas perturbações alimentares. No entanto, em Espanha, os primeiros estudos epidemiológicos sobre estas perturbações foram realizados em meados da década de 1990. Além disso, estes estudos não eram representativos da população espanhola, uma vez que apenas incluíam dados das várias comunidades autónomas *(Pelaez Fernandez et al., 2004).*

Capítulo 5 - Parte 1: Prevalência das perturbações alimentares

A prevalência de casos de perturbações do comportamento alimentar ou a prevalência do risco de desenvolver perturbações do comportamento alimentar depende da amostra populacional estudada e dos instrumentos utilizados para a avaliação *(Work Group of the Clinical Practice Guideline on Disorders Food Conduct, 2009).* Apesar destes problemas metodológicos, é inegável o aumento da prevalência das perturbações alimentares, nomeadamente nos países desenvolvidos e em desenvolvimento *(Pelaez Fernandez et al., 2004; Serra Alias, 2011). É de salientar que a* maioria dos estudos foi realizada na população feminina e que muito poucos estudos epidemiológicos se centraram em crianças ou na população masculina *(Ruiz-Lazaro et al., 2005; Ruiz-Lazaro et al., 2010).*

No que diz respeito à prevalência das perturbações alimentares, em 2004, o *Clinical Practice Guideline* (CPG) publicado pelo National Institute for Health and Care Excellence (NICE) mostrou que, nas mulheres, a prevalência das perturbações alimentares não especificadas (EDNOS) variava entre 1% e 3,3%, a prevalência da bulimia nervosa variava entre 0,5% e 1,0% e a prevalência da anorexia nervosa era de 0,7%. Em 2006, uma revisão sistemática da evidência científica (RSEC) forneceu dados sobre a prevalência das perturbações alimentares na Europa Ocidental e nos Estados Unidos. De acordo com esta revisão, a prevalência de EDNOS situa-se entre 0,7% e 3%, a prevalência de bulimia nervosa é de 1% e a prevalência de anorexia nervosa é de 0,3%; estas taxas são inferiores às publicadas em 2004 pelo NICE. Lewinson et al (2000) encontraram uma prevalência de cerca de 0,6% para a anorexia nervosa e de 2,8% para a bulimia nervosa nos EUA. O seu estudo mostrou também que a taxa de prevalência era mais elevada entre as pessoas com idades compreendidas entre os 8 e os 19 anos, com 1,5% para a anorexia nervosa e 2% para a bulimia nervosa *(Gandarillas et al., 2003).* Mais recentemente, Isomaa et al (2010) mostraram uma prevalência de 1,8% para a anorexia nervosa e de 4,9% para a EDNOS *(Calvo Medel, 2012)* na Finlândia, e uma investigação realizada por Swanson et al em 2011 mostrou que a prevalência da anorexia nervosa era de 0,3% e a prevalência da bulimia nervosa era de 0,9% nos EUA.

Em Espanha, Morande realizou um estudo em duas fases em Mostoles (Madrid) em 1990 e encontrou uma taxa de prevalência de perturbações alimentares de 1,55% nas raparigas *(Pelaez Fernandez et al., 2004).* Num estudo subsequente realizado em Madrid, em 1997, os mesmos autores reportaram dados muito mais elevados; assim, foi encontrada uma prevalência de perturbações alimentares de 4,69% em raparigas de 15 anos (2,76% para EDNOS, 0,36%-1,24% para Bulimia Nervosa e 0,69% para Anorexia Nervosa). Estudos posteriores realizados noutras Comunidades Autónomas sugeriram taxas de prevalência semelhantes. É o caso do estudo realizado por Ruiz et al. em Saragoça, em 1998, no qual foi registada uma prevalência de perturbações alimentares de 4,52% (3,83% para EDNOS, 0,55 para bulimia e 0,14% para anorexia). Da mesma forma, o estudo realizado em 2000 por Perez-Gaspar et al. mostrou uma prevalência de 4,15% em adolescentes com idades compreendidas entre os 12 e os 21 anos (3,07% para EDNOS, 0,77% para bulimia e 0,31% para anorexia) *(Pelaez Fernandez et al., 2004).* Um ano mais tarde, em Castilla-La Mancha, Beato et al. estimaram a prevalência de perturbações alimentares em 4,05% das mulheres, e Rodriguez et al (2001), da Universidade de Cádis, concluíram que 16,3% dos indivíduos incluídos no seu estudo, com idades entre os 14 e os 18 anos, apresentavam comportamentos alimentares anormais associados à anorexia nervosa *(Pelaez Fernandez et al., 2004; Ruiz-Lazaro et al., 2005).* Em Valência, Rojo et al. (2003) encontraram uma prevalência de perturbações alimentares de 5,1% (0,45% para a anorexia nervosa, 0,41% para a bulimia nervosa e 4,31% para EDNOS) entre raparigas adolescentes *(Pelaez Fernandez et al., 2004)* e, no mesmo ano, Arrufat Nebot (2006), na sua tese de doutoramento, mostrou que em Osona (Barcelona), a prevalência de perturbações alimentares entre as mulheres do mesmo grupo etário era de 3,49% (0,35% para a anorexia nervosa, 0,44% para a bulimia nervosa e 2,7% para EDNOS). Dois anos mais tarde, em 2007, um estudo efectuado por Ruiz Lazaro et al. em Saragoça, em indivíduos com idades compreendidas entre os 12 e os 13 anos, relatou que 1,5% deles sofriam de perturbações alimentares *(Ruiz-Lazaro et al., 2010).* Estudos mais recentes, como o realizado por Olesti M et al (2008) em Reus, apresentaram valores muito mais elevados, 9,1% como prevalência de perturbações alimentares em raparigas dos 12 aos 21 anos (5,3% para EDNOS, 2,9% para bulimia e 0,9% para anorexia).

Outros autores descreveram uma prevalência de 11,3% (10,3% em Aragão, 10,1% na Cantábria e 12,9% na Galiza) *(Calvo Medel, 2012),* também na população feminina. Finalmente, num estudo realizado em Madrid em 2011, 33,7% das raparigas adolescentes declararam que se consideravam com excesso de peso e 30,5% estavam a seguir dietas de emagrecimento.

É importante referir que em Espanha se tem verificado um aumento da prevalência das perturbações alimentares, sendo a EDNOS a mais prevalente (de 3% para 5%), seguida da bulimia (de 0,5% para 2%) e da anorexia (de 0,2% para 1%). Consequentemente, a prevalência das perturbações alimentares subclínicas é mais elevada do que a das síndromes completas e é mais frequente nas raparigas adolescentes.

Capítulo 5 - Parte 2: Prevalência do risco de desenvolver uma perturbação alimentar

No que diz respeito à prevalência do risco de desenvolver perturbações alimentares, vale a pena destacar os dados do Canadá, da América Central e do Sul, da Ásia, do Médio Oriente, da África do Sul e de alguns países europeus, incluindo a Espanha.

No Canadá, Pinhas et al (2008) concluíram que o risco de desenvolver perturbações alimentares nas mulheres era de 12,8%. Na América Central e do Sul, um estudo realizado por Nuno-Gutierrez et al (2009) no México encontrou uma taxa de risco de transtorno alimentar de 7,2% entre os adolescentes, e um ano depois Da Cunha Feio Costa et al (2010) no Brasil relatou uma taxa de 8,3%.

Na Ásia, Makino et al (2006) concluíram que o risco era de 5,1% no Japão, enquanto Chang et al (2011) registaram dados mais elevados em Taiwan

(17,11%). Na China, Tao et al (2010) mostraram que o risco era de 9,9% nas mulheres jovens e de 2,0% nos homens jovens. Em Singapura, Ho et al (2006) encontraram percentagens de 7,4% nas mulheres, em consonância com as publicadas por Tao et al em 2010. Na Coreia, Yang et al (2010) registaram uma taxa de risco de DE de 7% e, finalmente, nas Filipinas, Lorenzo et al (2001) apresentaram dados de 15% nas mulheres e 14,5% nos homens. O facto de as percentagens para homens e mulheres serem semelhantes é notável *(Calvo Medel, 2012).*

No que diz respeito aos países do Médio Oriente, Tozun et al (2010) realizaram um estudo na Turquia e encontraram uma prevalência de 6,8%, enquanto três anos antes, em Israel, Latzer et al (2007) encontraram percentagens muito mais elevadas (13%).

Na África do Sul, Cilliers et al (2006) descobriram que a prevalência do risco de desenvolver distúrbios alimentares era de 8,4%, próximo ao relatado por Morolowe et al (2005) nas Bermudas, Trinidad e Barbados (7,3%) *(Calvo Medel, 2012).*

Na Europa, o estudo efectuado por Murrin et al (2009) entre estudantes irlandeses revelou que o risco de desenvolver perturbações alimentares era de 10,7%. Cotrufo et al (2007) mostraram que a percentagem em Itália era de cerca de 14% e Bilali et al (2010) relataram dados próximos de 16,7% entre a população grega *(Calvo Medel, 2012).* Em Espanha, o estudo realizado por Gandarillas-Grande e Febrel (2000) em Madrid mostrou que o risco de desenvolver um distúrbio alimentar era de 15,3% entre as adolescentes *(Pelaez Fernandez et al., 2004).* Em 2003, o Instituto de Saúde Pública da Comunidade de Madrid registou uma taxa de risco de perturbação alimentar de 7,6%, sendo o risco mais elevado observado em indivíduos com idades compreendidas entre os 15 e os 19 anos *(Gandarillas et al, 2003).* Estudos mais recentes mostram taxas mais elevadas nesta faixa etária. É o caso da investigação realizada por Pamies e Quiles em 2011, que registou uma prevalência de 11,2%. Um ano mais tarde, Calvo Medel (2012), num estudo em duas fases com uma população de adolescentes que frequentavam a escola no norte de Espanha (Saragoça, Cantábria e Galiza), verificou que o risco de desenvolver perturbações da fala rondava os 9,5% (9% em Aragão, 8,8% na Cantábria e 10,5% na Galiza). Consequentemente, o risco de sofrer de disfunção erétil é de cerca de 10%, principalmente em pacientes do sexo feminino e na faixa etária dos adolescentes.

Capítulo 5 - Parte 3: Incidência das perturbações alimentares

A taxa de incidência é o número de novos casos de uma perturbação na população durante um determinado período. A taxa de incidência das perturbações alimentares é geralmente expressa em termos de 100.000 pessoas por ano (pessoas-ano).

De acordo com Keel e Kump, a incidência de perturbações alimentares aumentou a nível mundial durante o século XX, particularmente em raparigas adolescentes e jovens adultas. No entanto, outros autores como Hoek Van Hoeken (2003) e Currin et al. (2005) sugerem que a taxa de incidência europeia se manteve estável desde 1970 *(Babio, 2007).* Steinhausen realizou um estudo, publicado em 2015, para quantificar a incidência de anorexia nervosa e bulimia nervosa em indivíduos dinamarqueses com idades compreendidas entre os 4 e os 65 anos durante o período de 1995-2010. A taxa de incidência aumentou de 6,4 para 12,6 por 100 000 pessoas-ano para a anorexia nervosa e de 6,3 para 7,2 para a bulimia nervosa.

Em Espanha, a incidência de perturbações alimentares encontrada por Lahortiga Ramos et al (2005) foi de 0,3% (para anorexia nervosa e bulimia) *(Babio, 2007).* Em 2012, foi encontrada uma incidência de 14,1 por 100.000 pessoas-ano para todos os distúrbios alimentares (3,1 para anorexia nervosa, 4,4 para bulimia nervosa e 6,5 para EDNOS) num estudo de base populacional realizado na Galiza. Além disso, de acordo com o Boletim Epidemiológico da Comunidade de Madrid (2012), em termos de número de admissões hospitalares, as perturbações alimentares representam 23,1% das admissões em termos de perturbações mentais entre adolescentes e jovens (entre os 15 e os 24 anos), com uma duração média de internamento de 29,72 dias, quatro vezes mais do que a duração média de internamento de pacientes que sofrem de outras patologias.

Capítulo 6: Desenvolvimento e resultados

Capítulo 6 - Parte 1: Evolução e resultados da anorexia nervosa

Nos últimos dez anos, o número de casos de anorexia nervosa em Espanha tem sido semelhante ao de outros países europeus. Como resultado, a anorexia nervosa tornou-se a terceira doença mais comum entre os adolescentes no nosso país, e a perturbação psiquiátrica com a maior taxa de mortalidade *(Rodes et al., 2007).*

A taxa de mortalidade da anorexia nervosa, associada a complicações médicas e ao suicídio, varia entre 2% *(Wentz et al., 2009)* e 5% *(Steinhausen, 2002) (Serra Alias, 2011; Huas et al., 2011).* Muitos pacientes com anorexia nervosa também sofrem de outros transtornos significativos, como transtornos por uso de substâncias, transtornos de ansiedade, transtornos obsessivo-compulsivos, transtornos de personalidade e transtornos de controlo de impulsos *(Mateos-Parra et al., 1997),* bem como outras comorbidades, como diabetes mellitus, obesidade, doenças da tiroide e outras síndromes *(Grau Tourino et al., 2012).* Também foram observadas alterações bioquímicas no cérebro.

Está provado que 50% dos doentes com anorexia nervosa sofrem de perturbações depressivas e distímicas e que até 15% sofrem de perturbações obsessivo-compulsivas. As perturbações alimentares partilham elementos de vulnerabilidade genética com as perturbações de ansiedade, depressão e perturbações de personalidade. No entanto, vários factores ambientais também podem influenciar as perturbações alimentares *(Grau Tourino et al., 2012).* O curso da anorexia nervosa é variável. Fairbun e Harrison (2003) sugeriram que a perturbação é, por vezes, autolimitada e requer pouca intervenção (no caso de doentes jovens com uma história curta da doença); no entanto, quando o doente apresenta flutuações de peso significativas ao longo do tempo, a condição pode tornar-se crónica *(Babio, 2007)*. Estudos retrospectivos sobre a evolução da anorexia nervosa mostram que a taxa de mortalidade mais baixa foi registada nos últimos vinte anos. O melhor prognóstico corresponde às pacientes adolescentes cujos sintomas duraram menos tempo antes do tratamento e que foram hospitalizadas durante menos tempo; o pior prognóstico diz respeito às mulheres que perderam muito peso, cuja doença apareceu durante a puberdade e que sofriam de comorbilidades psiquiátricas ou tinham uma personalidade obsessivo-compulsiva *(Morande et al., 2014)*. *A* recuperação completa foi observada em metade dos pacientes anoréxicos, a remissão parcial em 30% e a cronicidade em 20%. De acordo com um estudo realizado por Steinhausen em 2002, 46% dos pacientes recuperaram completamente, 33,5% melhoraram, 20,8% desenvolveram um curso crónico da perturbação e 5% morreram como resultado de suicídio ou complicações médicas relacionadas com a condição. O autor concluiu, portanto, que um terço dos pacientes com anorexia nervosa não conseguiu uma recuperação completa, apresentando sintomas residuais de anorexia nervosa resistentes ao tratamento.

Capítulo 6 - Parte 2: Evolução e resultados da bulimia nervosa

No caso da bulimia, os estudos de resultados sugerem que cerca de 50% dos doentes recuperaram, enquanto cerca de 20% se tornaram doentes crónicos *(Keel et al., 2010)*, e a taxa de mortalidade foi de 0,32% *(Steinhausen et al., 2009)*. Observou-se *um* elevado nível de comorbilidade, com os doentes a sofrerem mais frequentemente de perturbações da personalidade ligadas ao comportamento impulsivo e à automutilação, abuso de substâncias, tentativas de suicídio e perturbações afectivas. Os doentes que sofrem destas comorbilidades têm uma evolução mais desfavorável da bulimia e, por conseguinte, são mais susceptíveis de interromper o tratamento *(Welch et al.,*

1996; Neumark-Sztainer et al., 1997). Apesar disso, foi descrito um bom prognóstico para 60% dos doentes com bulimia. O mau prognóstico foi associado ao abuso de substâncias ou à presença de outras comorbilidades psiquiátricas *(Marin, 2002)*.

Capítulo 7: Abordagem do estado nutricional das pacientes com perturbações alimentares associadas ao cancro da mama

A alteração patológica do padrão alimentar, seja através de comportamentos compensatórios ou restritivos, está associada ao jejum *(Madruga et al., 2010).* Esta alteração pode modificar a composição corporal e levar ao consumo de reservas musculares e de gordura para manter os níveis glicémicos (Canedo et al., 2006; Madruga et al., 2010). Assim, é importante avaliar o grau de restrição calórica em pacientes com distúrbios alimentares, bem como a sua ingestão alimentar.

Alguns doentes com anorexia nervosa tendem a dar uma falsa impressão de estabilidade de peso durante os controlos de peso efectuados durante as consultas médicas para evitar a hospitalização, aumentando excessivamente a ingestão de água; em alguns casos, isto pode levar a uma intoxicação hídrica sob a forma de hiponatremia de diluição (concentração de sódio plasmático inferior a 136 mEq / l), fraqueza, irritabilidade e confusão *(Kohn et al., 1998).* Esta situação pode também dificultar a avaliação do nível de desnutrição. No caso de doentes com bulimia nervosa, a avaliação da restrição alimentar pode ser afetada pelo facto de estes doentes estarem conscientes da sua ingestão alimentar durante a fase de restrição, mas talvez não durante a fase de compulsão alimentar *(Madruga et al., 2010).*

A recuperação nutricional depende do grau de desnutrição, do aumento de peso e do tipo de dieta. A reposição de nutrientes deve ser gradual para evitar a síndrome de realimentação causada por um aumento drástico da ingestão de nutrientes. Esta síndrome afecta o organismo a nível intestinal e pode levar a uma perda significativa de minerais e a alterações metabólicas e cardíacas graves (Kohn et al., 1998).

Capítulo 7 - Parte 1: Complicações associadas à malnutrição devido à restrição alimentar e aos períodos de jejum

Para um bom crescimento, o organismo deve estar em condições óptimas para contribuir para um metabolismo celular correto, permitindo que as células cresçam e se multipliquem. Uma nutrição adequada é uma condição necessária para um metabolismo correto, actuando diretamente através do fornecimento de substratos e moléculas energéticas, e indiretamente através do sistema endócrino e dos factores de crescimento dos tecidos. Consequentemente, uma ingestão energética insuficiente e um estado nutricional inadequado têm um impacto negativo no crescimento e desenvolvimento das crianças e adolescentes *(Hernandez, 1999). Além disso,* a hiponutrição é uma das variáveis associadas a alterações na secreção e resistência da hormona do crescimento *(Hernandez, 1999).*

De um ponto de vista fisiopatológico, o jejum e as carências nutricionais estão intimamente ligados à malnutrição. O organismo adapta-se à falta de alimentos a nível metabólico e neuroendócrino. O metabolismo diminui numa tentativa de manter a homeostase da glicose e preservar os níveis de proteínas séricas. Se o jejum for prolongado, a gordura começa a ser queimada e são produzidos corpos cetónicos em resposta à depleção de proteínas. A acetona substitui a glicose como combustível para o cérebro e as cetonas enviam sinais aos músculos que reduzem o catabolismo. Se a desnutrição se agravar, podem ocorrer bradicardia grave, hipotensão e acrocianose devido à progressão do estado hipometabólico. Se o jejum não for interrompido, pode ocorrer um síndroma cerebral orgânico com confusão, letargia, obtusidade, estupor e, finalmente, coma e morte em resultado de danos neurológicos (Lenoir e Silver, 2006).

Capítulo 7 - Parte 2: Complicações associadas ao comportamento de purga

No contexto das perturbações alimentares, os comportamentos de purga, tais como a indução do vómito e o abuso de laxantes e diuréticos, são utilizados para evitar ganhar peso ou para tentar perdê-lo. Estes comportamentos podem conduzir a vários problemas bioquímicos. Estes comportamentos podem conduzir a uma série de problemas bioquímicos.

A alteração electrolítica mais comum é a hipocaliemia *(Winston, 2012)*. A utilização de laxantes está associada à perda de potássio diretamente para o intestino. Nos doentes que induzem o vómito, o mecanismo é mais complexo. Nestes casos, a hipocaliemia deve-se principalmente à alcalose metabólica, que é secundária à perda de iões de hidrogénio nos vómitos *(Winston, 2012)*.

Capítulo 8: Apresentação clínica e complicações das perturbações alimentares

A anorexia nervosa e a bulimia nervosa podem afetar quase todos os sistemas orgânicos. Esta apresentação multissistémica pode ser secundária a perturbações comportamentais ou psiquiátricas, mas também à desnutrição *(Rava et al., 2004; Madruga et al., 2010). Consequentemente,* estas alterações contribuem para a manutenção e cronicidade dos distúrbios alimentares *(Morande et al., 2014).*

É muito importante estudar e monitorizar os factores biológicos envolvidos na fisiopatologia destas doenças. É de salientar que os resultados das análises laboratoriais se encontram por vezes dentro dos parâmetros normais. É por isso que, atualmente, estes resultados são utilizados principalmente como dados de base e não para confirmar o diagnóstico *(Madruga et al., 2010).*

Capítulo 8 - Parte 1: Apresentação clínica e complicações da anorexia nervosa

Ao exame físico, os doentes com anorexia nervosa podem apresentar um aspeto macilento, perda de peso, atraso no crescimento (nas crianças), alterações de humor, atrofia muscular e pele pálida e seca. Isto deve-se a uma ingestão inadequada de nutrientes, como vitaminas e minerais, e a outras causas, incluindo anemia e trombocitopenia *(Swenne, 2007; Hutter et al., 2009).* A queda de cabelo, que também pode estar associada a uma ingestão inadequada de vitaminas, e o excesso de pêlos finos no corpo (lanugo) também podem estar presentes *(Madruga et al., 2010).*

Do ponto de vista hematológico, os resultados laboratoriais em doentes com anorexia nervosa podem incluir pancitopenia e hipoplasia da medula óssea, embora as complicações mais comuns sejam a leucopenia, a anemia e a trombocitopenia. Um hemograma completo (CBC) é útil para detetar estas complicações *(Swenne, 2007; Hutter et al., 2009; Cleary et al., 2010).* A leucopenia caracteriza-se por um número reduzido de glóbulos brancos no sangue, provavelmente devido a uma produção reduzida de glóbulos brancos na medula óssea ou a uma maior destruição dos glóbulos brancos em circulação. Desaparece geralmente quando a desnutrição é interrompida. No caso da anorexia nervosa, foi observada uma diminuição do número total de glóbulos brancos *(Swenne, 2007)* em cerca de 22% a 34% dos doentes em ambulatório e até 75% dos doentes internados *(Miller et al., 2005).*

A anemia também é frequente. Entre 21% e 39% dos doentes com anorexia nervosa sofrem de anemia *(Hutter et al., 2009), o que* se pode refletir em sintomas como fadiga e pele pálida. A anemia caracteriza-se por um baixo número de glóbulos vermelhos (eritrócitos), hematócrito (percentagem de glóbulos vermelhos no sangue total) ou hemoglobina anormalmente baixa, associados a deficiências nutricionais em micronutrientes como o ferro.

Outra complicação hematológica associada à anorexia nervosa, mas menos comum do que a leucopénia e a anemia, é a trombocitopenia, que consiste num nível anormalmente baixo de plaquetas no sangue. Estas plaquetas também são produzidas na medula óssea e a sua função é reagir às hemorragias *(Alloway et al., 1988; Swenne, 2007; Hutter et al., 2009).*

Os distúrbios alimentares, e em particular a anorexia nervosa, estão também associados a outros tipos de complicações, incluindo alterações endócrinas, alterações metabólicas, problemas digestivos, problemas ósseos, alterações imunológicas e doenças cardiovasculares, entre outras, ligadas ao jejum, ao desequilíbrio metabólico e energético e ao baixo peso.

Complicações endócrinas

No que diz respeito às complicações endócrinas, a maioria dos sistemas hormonais é afetada pela perda de peso e pela falta de energia, normalizando-se após um aumento gradual de peso *(Morande et al., 2014). O* hipotálamo desempenha um papel essencial no controlo do metabolismo energético, regulando o apetite e o gasto de energia *(StOving et al., 2001).*

No que respeita ao eixo hipotálamo-hipófise-gonadal, o hipogonadismo hipogonadotrófico de origem hipotalâmica, secundário a uma função hipotalâmica-pituitária-ovariana deficiente, é muito frequente neste tipo de doentes. Deve-se à perda de peso, ao excesso de exercício físico, ao hipoestrogenismo e à alteração de neurotransmissores, e provoca um defeito na secreção pulsátil de GnRH, LH e FSH, estradiol e testosterona (níveis hormonais abaixo dos considerados normais) *(Golden et al., 1994; Yen et al., 2001; Morande et al., 2014).*

No que se refere ao eixo hipotálamo-hipófise-tiroideu, o gasto energético em repouso diminui para conservar a energia durante os períodos de carência e de jejum, e os níveis circulantes de hormonas tiroideias alteram-se. Estes níveis mais baixos (e a síndrome hipotiroideia) ocorrem para conservar energia *(Kiyohara et al., 1989).* Sintomas como bradicardia, hipotermia, pele seca e diminuição da taxa metabólica basal estão relacionados com este hipotiroidismo e têm como objetivo reduzir o consumo de energia *(Morande et al., 2014).* As hormonas tiroideias circulantes são, portanto, sensíveis ao estado nutricional, em particular a triiodotironina (T3) sérica, cuja concentração diminui se a ingestão calórica for reduzida e normaliza quando o equilíbrio energético é restabelecido *(Kiyohara et al., 1987; Swenne et al., 2009). O mesmo se aplica* às concentrações de tiroxina livre (T4), que são geralmente mais baixas mas menos afectadas *(Kiyohara et al., 1989). É de salientar* que a disfunção tiroideia tem um segundo modo de apresentação em que a T4 apresenta níveis aumentados *(Morande et al., 2014).*

Verificam-se igualmente alterações no eixo hipotálamo-pituitária-adrenal. Nos doentes que sofrem de anorexia nervosa, observou-se um aumento dos níveis de cortisol (com um ritmo circadiano preservado). Foram igualmente observados níveis mais baixos de androgénios supra-renais, principalmente de DHEA *(Gordon et al., 1999; Yen et al., 2001).*

O eixo da hormona do crescimento também está alterado. Em condições normais, a hormona do crescimento (GH) sofre uma secreção espontânea, o que aumenta o pico de secreção *(Caregaro et al., 2001; Morande et al., 2014),* enquanto o fator de crescimento semelhante à insulina 1 (IGF-1) é um mediador primário dos efeitos da GH. O IGF-1 é uma proteína com uma estrutura molecular semelhante à da insulina que contribui para o crescimento. Desempenha um papel importante no desenvolvimento infantil e atinge os seus níveis mais elevados na puberdade. O estado nutricional é um fator chave na sua regulação; o IGF-1 é reduzido em condições de restrição energética, como o jejum de curta duração e a desnutrição, levando a um aumento dos níveis séricos durante a repleção nutricional *(Caregaro et al., 2001).* Nos casos de anorexia nervosa precoce, o crescimento do doente pára, levando a um atraso na maturação óssea como mecanismo de proteção das funções metabólicas básicas contra a fome. Este crescimento é por vezes recuperado quando o peso normaliza.

Nos doentes que sofrem de anorexia nervosa, outras hormonas, como a insulina, também são afectadas e apresentam valores mais baixos *(Winston, 2012).* A insulina é uma hormona polipeptídica pancreática produzida e segregada pelas células beta das ilhotas de Langerhans. Esta hormona é um elemento chave na utilização metabólica de vários nutrientes, em particular no anabolismo dos hidratos de carbono.

Complicações metabólicas e bioquímicas

Em doentes com anorexia nervosa, foi descrita uma diminuição do metabolismo basal que, para além da diminuição dos níveis circulantes de hormonas da tiroide *(Kiyohara et al., 1989),* pode também apresentar hipercolesterolemia *(Ohwada et al., 2006; Matzkin et al., 2006; Winston, 2012). A* hipoglicemia (concentração anormalmente baixa de glucose) também é comum; a hipoglicemia grave é um sinal de mau prognóstico e um critério para hospitalização urgente *(Winston, 2012).*

A diminuição dos níveis de albumina, pré-albumina e transferrina plasmática também tem sido associada a estados de desnutrição (Campos del Portillo, 2015). Valores anormais de enzimas hepáticas como alanina aminotransferase (ALT), aspartato aminotransferase (AST), fosfatase alcalina (ALP) e gama glutamil transpeptidase (GGT) também são comuns em pacientes anoréxicos, sendo o mais frequente o aumento das aminotransferases (Fong et al., 2008). Estas anomalias são geralmente assintomáticas e auto-limitadas, melhorando com a melhoria do estado nutricional e do peso (Montagnese et al., 2007). Foram também descritas alterações da desidrogenase láctica (LDH), uma enzima citoplasmática presente nos tecidos corporais e no fígado. Os pacientes que sofrem de anorexia nervosa têm níveis aumentados de LDH, o que está associado a danos no fígado; um aumento da LDH implica um maior grau de danos *(Montagnese et al. cols., 2007).* Também foram observadas alterações no sistema renal. A ureia e a creatinina são geralmente baixas e as concentrações podem mascarar a desidratação ou a disfunção renal *(Winston, 2012).*

Complicações do sistema imunológico

A malnutrição está associada a uma maior suscetibilidade às infecções. As perturbações alimentares, nomeadamente a anorexia nervosa, são um exemplo claro de desnutrição e, por isso, têm um impacto significativo no sistema imunitário. Como já foi referido, os doentes com anorexia nervosa podem apresentar trombocitopenia, para além de alterações noutros parâmetros imunológicos. Inicialmente, os doentes com anorexia nervosa podem apresentar níveis aumentados de citocinas pró-inflamatórias. Proteínas com função no sistema imunitário, como a C3 e C4, apresentam valores reduzidos *(Flierl et al., 2011)*. Por fim, imunoglobulinas como IgA, IgG, IgM e IgE também estão alteradas em pessoas com esta perturbação *(Terashi et al., 2011)*.

Complicações gastrointestinais

Embora menos frequentes do que em pacientes com bulimia nervosa, as complicações gastrointestinais ou do trato gastrointestinal também são encontradas em indivíduos que desenvolveram anorexia nervosa, incluindo motilidade prejudicada e distensão gástrica. As complicações mais comuns são a gastroparesia, a obstipação e a dor abdominal associadas ao jejum prolongado *(Morande et al., 2014)*.

Complicações cardiovasculares

Relativamente ao sistema cardiovascular, as complicações mais frequentes são a hipotensão e as alterações do ECG, como bradicardia sinusal, taquicardia sinusal e alterações da repolarização ventricular *(Morande et al., 2014)*. Complicações menos frequentes também podem ser observadas, incluindo diminuição da massa ventricular, prolapso da válvula mitral, derrame pericárdico e insuficiência cardíaca nos casos mais graves *(Morande et al., 2014)*.

Alterações ósseas

Por fim, as alterações ósseas, como a osteopenia ou o atraso na maturação óssea, são comuns em pacientes com anorexia nervosa *(Madruga et al., 2010; Morande et al. cols., 2014)*. Uma das consequências mais graves da anorexia nervosa é a redução da densidade óssea, que predispõe a um aumento da incidência de fracturas (7 vezes mais do que em indivíduos saudáveis) e, por sua vez, apresenta um maior risco de aparecimento precoce de osteoporose *(Gordon et al., 1999).*

AS COMPLICAÇÕES MAIS COMUNS DA ANOREXIA NERVOSA	
Alterações metabólicas	• Diminuição da taxa metabólica basal • Hipercolesterolemia
Alterações endocrinológicas	Hipogonadismo hipogonadotrófico e redução dos androgénios supra-renais • Aumento do cortisol • hipotiroidismo
Alterações cardiovasculares	• Bradicardia • Hipotensão • Alteração do ECG

Tabela 1: Complicações na anorexia nervosa - Parte 1. Adaptado de Llado G, 2017

AS COMPLICAÇÕES MAIS COMUNS DA ANOREXIA NERVOSA

Alterações hematológicas	• Pancitopenia • Anemia • Leucopénia • Trombocitopenia • Hipoplastia com medula óssea
Alterações dermatológicas	• Pele seca e pálida • Lanugo • Perda de cabelo • Extremidades frias e cianóticas.
Danos nos rins	• Alterações hidroelectrolíticas • Insuficiência renal crónica
Alterações cognitivas e comportamentais	• Depressão • Obsessão alimentar • Mudanças de humor

Tabela 2: Complicações na anorexia nervosa - Parte 2. Adaptado de Llado G, 2017

AS COMPLICAÇÕES MAIS COMUNS DA ANOREXIA NERVOSA

Alterações do sistema digestivo e do trato gastrointestinal	• Gastroparesia • Prisão de ventre • Distensão abdominal
Alterações ósseas	• Osteopenia • Atraso na maturação óssea

Tabela 3: Complicações na anorexia nervosa - Parte 3. Adaptado de Llado G, 2017

Capítulo 8 - Parte 2 Apresentação clínica e complicações da bulimia nervosa diferentes das da anorexia nervosa

Em pacientes com bulimia, o exame físico pode revelar flutuações no peso corporal, desidratação e alterações de humor *(Morande et al., 2014)*. Dermatologicamente, também foram observadas pele pigmentada e gretada, calosidades nas articulações (conhecidas como sinal de Russell) e petéquias periorbitais *(Madruga et al., 2010, Morande et al., 2014)*.

As complicações gastrointestinais ou do trato digestivo são muito comuns e diversas. A erosão dos dentes e do esmalte dentário pode ser observada devido aos vómitos ou ao tipo de alimentos consumidos *(Morande et al., 2014)*. Outras complicações comuns são a gengivite e a hipertrofia da glândula parótida e de outras glândulas salivares (encontradas em 8% a 59% dos pacientes) *(Vavrina et al., 1994)*, que podem ser observadas entre 2 e 6 dias após um episódio de comer compulsivo *(Levin et al., 1980; Morande et al., 2014)*.

Os vómitos, juntamente com a alteração da motilidade e a distensão, podem provocar refluxo ácido gastro-esofágico, acalasia esofágica, esofagite, regurgitação, gastroparesia, obstipação, hemorragia gastrointestinal, hepatite nutricional, pancreatite aguda, dilatação ou perfuração gástrica e fístula anal secundária a obstipação ou laxantes *(Stacher, 2003; Hadley et al., 2003; Boyd et al., 2005)*. Além disso, pode ocorrer dor ou desconforto abdominal acompanhado de náuseas e distensão do abdómen após um episódio de compulsão alimentar *(Morande et al., 2014)*.

Alguns doentes podem também sentir um abrandamento do reflexo gástrico, indicando danos nos receptores sensoriais. Estas lesões podem contribuir para um atraso no mecanismo de deglutição. A hematémese, por sua vez, pode resultar da laceração da mucosa esofágica (síndrome de Mallory Weiss) e mesmo da rutura do esófago (síndrome de Boerhaave) ou da morte devido a mediastinite *(Rava et al., 2004)*.

A bulimia está associada ao abuso de substâncias e de álcool. Além disso, o abuso de laxantes pode afetar o cólon, causando períodos de obstipação e diarreia com perda de água e electrólitos. Períodos prolongados de abuso de laxantes podem levar a um "cólon catártico", no qual a motilidade do trato intestinal e o reflexo defecatório desaparecem *(Muller-Lissner, 1993)*.

Os danos nos rins também são possíveis em doentes bulímicos. Os rins podem ser afectados por desidratação, abuso de diuréticos e perda de potássio. Em alguns casos, os níveis de ureia e creatinina estão aumentados (principalmente em casos de desidratação grave). Foram observadas alterações hidroelectrolíticas, incluindo insuficiência renal aguda e nefropatia hipocalémica *(Madruga et al., 2010)*.

Por fim, as complicações cardiovasculares em pacientes que sofrem de bulimia estão ligadas aos vómitos ou ao abuso de diuréticos e laxantes, que levam a uma perda excessiva de líquidos e, consequentemente, de electrólitos que promovem hipotensão arterial, arritmias, alterações electrocardiográficas e até morte súbita por hipocaliemia *(Raush Herscovici et al., 1990)*.

AS COMPLICAÇÕES MAIS COMUNS DA BULIMIA NERVOSA	
Alterações metabólicas	• Hipocloremia metabólica alcalose • Hipercolesterolemia
Danos nos rins	• Alterações hidroelectrolíticas • Insuficiência renal aguda • Nefropatia hipocalémica • Aumento da ureia e da creatinina
Alterações cardiovasculares	• Prolapso mitral • Alterações do EGC • Hipotensão

Tabela 4: Complicações da bulimia nervosa - Parte 1. Adaptado de Llado G, 2017

AS COMPLICAÇÕES MAIS FREQUENTES SÃO AS SEGUINTES	 DISTÚRBIOS ALIMENTARES NA BULIMIA NERVOSA
Alterações hematológicas	• Anemia • Leucopénia • Trombocitopenia

Alterações dentárias e digestivas	• Erosão • Cavidades • Gengivite • Hipertrofia das glândulas salivares • Esofagite • Doença do refluxo gastro-esofágico • Regurgitação • Acidez • Pancreatite aguda • Prisão de ventre • Dor abdominal

Tabela 5: Complicações da bulimia nervosa - Parte 2. Adaptado de Llado G, 2017

AS COMPLICAÇÕES MAIS FREQUENTES SÃO AS SEGUINTES	<DISTÚRBIOS ALIMENTARES E BULIMIA
Alterações dermatológicas	• Painel Russell • Pele pigmentada e gretada
Alterações endocrinológicas	• Aumento do cortisol • Hipotiroidismo

Tabela 6: Complicações da bulimia nervosa - Parte 3. Adaptado de Llado G, 2017

Capítulo 9: Indicadores de gravidade

Para além das complicações clínicas descritas, o baixo índice de massa corporal (IMC), a amenorreia (geralmente associada a um baixo IMC) e a duração da perturbação (em alguns casos pode tornar-se crónica) podem ser utilizados como indicadores de gravidade e influenciar o resultado das perturbações alimentares.

De acordo com o DSM-5, o IMC é considerado o indicador de gravidade com melhor valor prognóstico *(American Psychiatric Association, 2013). A* perda significativa de peso e a consequente redução do IMC, intimamente ligadas à restrição alimentar e ao jejum, levam a alterações físicas e psicológicas, favorecendo o aparecimento de complicações e agravando o curso do transtorno *(Docx et al., 2015; Federico et al., 2017).*

Fórmula do índice de massa corporal (IMC)

$$\frac{\text{Weight(kg)}}{[\text{height(m)}]^2}$$

A amenorreia é outro indicador de gravidade que merece ser mencionado. A síndrome da amenorreia hipotalâmica funcional está geralmente associada a um desequilíbrio energético metabólico e, consequentemente, a um desequilíbrio entre a ingestão e o gasto calórico. Esta síndrome pode ocorrer em mulheres com carências nutricionais ou outros estados de défice energético *(Fiszlejder, 2008).* A amenorreia é uma apresentação comum em pacientes anorécticas devido à estreita relação entre as perturbações alimentares e a perda de peso e de massa corporal e, consequentemente, a redução do IMC. Esta perda de peso pode estar inicialmente associada a outro tipo de alteração menstrual, como a hipomenorreia ou a oligoamenorreia *(Munoz et al., 1997). A* amenorreia secundária ocorre geralmente quando a perda de peso se situa entre 10 e 15%. O ciclo gonadal pode ser restabelecido, e consequentemente a menstruação, quando 90% do peso estiver normalizado *(Yager et al., 2005). De notar que* em 30% dos casos, a função menstrual não é recuperada imediatamente *(Yager et al., 2005).* Embora a amenorreia esteja principalmente associada ao subtipo restritivo da anorexia nervosa (61,3%) *(Marin, 2002; Miller et al, 2007),* as irregularidades menstruais não são exclusivas desta perturbação, uma vez que cerca de 50% das doentes pós-menarca com bulimia nervosa referem irregularidades menstruais devido à manutenção de um padrão alimentar patológico caracterizado por fases alternadas de restrição alimentar e excesso alimentar *(De Souza et al., 1991; Sundgot-Borgen et al., 1998).*

Finalmente, a duração de uma perturbação alimentar (isto é, o tempo decorrido entre o início da perturbação ou das suas síndromes parciais, purgativas ou restritivas, e o diagnóstico) também pode ser considerado um indicador de gravidade e influenciar o resultado da doença. Por exemplo, uma duração mais curta da doença está associada a um melhor resultado *(Nozoe et al., 1995; Howard et al., 1999).* Foi descrita uma duração mais longa nas perturbações alimentares do subtipo purgativo *(Berner et al., 2004; Varela-Casal et al., 2011).*

Referências

Altemus, M., Hetherington M., Kennedy B., Licinio J. e Gold P. W. (1996). Thyroid Function in Bulimia Nervosa. Psychoneuroendocrinology, 21(3), 249-61.

Alwahsh, S. M., Benjamin, J., Dwyer, S.F., David, H. Thiel, P.J. Starkey, L., & Ramadori, G. (2017). Produção e resistência à insulina em diferentes modelos de obesidade induzida por dieta e síndrome metabólica. Revista Internacional de Ciências Moleculares, 18(2), 285.

Associação Americana de Psiquiatria. (2013). Manual de diagnóstico e estatística das perturbações mentais: DSM-5. (5a ed.) Washington, D.C.: American Psychiatric Association.

Arrufat Nebot, F. J. (2006). Estudio de prevalencia de TCA en la poblacion adolescente de la comarca de Osona (Tese de doutorado). Universitat de Barcelona.

Babio, N. (2007). Asociacion entre la severidad de las alteraciones de la conducta alimentaria y el patron dietetico: estudio comparativo en escolares de primaria y secundaria (Doctoral thesis). Universidad Rovira y Virgili, Facultad de Medicina y Ciencias de la Salud de Reus.

Bachrach, L. K., Guido, D., Katzman, D., Litt, I. F. e Marcus, R. (1990). Decreased Bone Density in Adolescent Girls with Anorexia Nervosa (Diminuição da densidade óssea em raparigas adolescentes com anorexia nervosa). Pediatrics, 86(3), 440-447.

Baker, J. H., Hermine, H., Maes, L. L., Steven, H., Aggen, P. L, e Kendler, K. S. (2009). Genetic Risk Factors for Disordered Eating in Adolescent Males and Females (Factores de risco genéticos para perturbações alimentares em

Beekley, M. D., Byrne, R., Yavorek, T., Kidd, K., Wolff, J., & Johnson, M. (2009). Incidência, prevalência e risco de distúrbios alimentares em cadetes da academia militar. Military Medicine, 174(6), 637-41.

Blanchez, P. F. (1869). Bulimia. In: Dechandre A. Dictionnaire encyclopédique des sciences médicales. Paris: Victor Mason et Fils.

Boyar, R. M., Katz, J., Finkelstein, J. W., Kapen, S., Weiner, H., Weitzman, E. D. e Hellman, L. (1974). Anorexia Nervosa. Imaturidade do padrão de secreção da hormona luteinizante de 24 horas. The New England Journal of Medicine, 291(17), 861-865.

Brumberg, J. (2000). Fasting girls: the history of anorexia nervosa (1a ed). Nova Iorque: Vintage Books.

Brunch, H. (1973). Eating disorders. Nova Iorque: Basic Books.

Butera, C. (2010). Estradiol e o controlo da ingestão de alimentos. Physiology & Behavior, 99(2), 175-180.

Calvo Medel, D. (2012). Epidemiologia de los trastornos de conducta alimentaria en el norte de Espana: Estudio en dos fases en poblacion adolescente temprana escolarizada (Doctoral dissertation). Universidade de Zaragoza.

Camaschella, C. (2017). Novos insights sobre deficiência de ferro e anemia por deficiência de ferro. Blood Reviews, 02.

Caregaro, L., Favaro, A., Santonastaso, P., Alberino, F., Di Pascoli, L., Nardi, M., Favaro, S. e Gatta, A. (2001). Insulin-like Growth Fator 1 (IGF-1), a Nutritional Marker in Patients with Eating Disorders. Clinical Nutrition, 20(3), 251-257.

Caregaro, L., Di Pascoli, L., Favaro, A., Nardi, M. e Santonastaso, P. (2005). Depleção de sódio e hemoconcentração: complicações negligenciadas em doentes com anorexia nervosa? Nutrition, 21(4), 438-445.

Castro, J., Gila, A., Gual, P., Lahortiga, F., Saura, B. e Toro, J. (2004). Dimensões do Perfeccionismo em Crianças e Adolescentes com Anorexia Nervosa. The Journal of Adolescent Health : Official Publication of the Society for Adolescent Medicine, 35(5), 392-398.

Chandra, R. K. (1999). Nutrition and immunology: From clinical to cell biology and back again (Nutrição e imunologia: da clínica à biologia celular e vice-versa). The Proceedings of the Nutrition Society, 58 (3), 681-83.

Chatoor, I. (2002). Distúrbios alimentares em bebés e crianças pequenas: Diagnóstico e tratamento. Child and Adolescent Psychiatric Clinics of North America, 11(2), 163-183.

Cleary, B. S., Gaudiani, J. e Mehler, P. (2010). Interpretação do hemograma na anorexia nervosa. Eating Disorders, 18(2), 132-139.

Crichton, P. (1996). Os imperadores romanos Cláudio e Vitélio eram bulímicos? The International Journal of Eating Disorders, 19(2), 203-207.

Culbert, K., Breedlove, S. M., Burt, A. e Klump, K. (2008). Prenatal Hormone Exposure and Risk for Eating Disorders: A Comparison of Opposite-Sex and Same-Sex Twins (Exposição pré-natal a hormonas e risco de perturbações alimentares: uma comparação entre gémeos do sexo oposto e do mesmo sexo). Archives of General Psychiatry, 65(3), 329-336.

Culbert, Kristen, Burt, A., McGue. M, Iacono, W. e Klump, K. (2009). Puberty and the Genetic Diathesis of Disordered Eating Attitudes and Behaviors (A puberdade e a diátese genética de atitudes e comportamentos alimentares desordenados). Journal of Abnormal Psychology, 118(4), 788-796.

Cusumano, D. L. e Thompson, J. K. (2001). Media Influence and Body Image in 8-11-Year-Old Boys and Girls: A Preliminary Report on the Multidimensional Media Influence Scale [Influência dos meios de comunicação social e imagem corporal em rapazes e raparigas de 8-11 anos: um relatório preliminar sobre a escala multidimensional de influência dos meios de comunicação social]. The International Journal of Eating Disorders, 29(1), 37-44.

Da Cunha Feio Costa, L., De Assis Guedes de Vasconcelos, F. e Glazer Peres, K. (2010). Influência de Fatores Biológicos, Sociais e Psicológicos nas Atitudes Alimentares Anormais entre Universitárias do Brasil. Revista de Saúde, População e Nutrição, 28(2), 173-181.

De Souza, M. J. e Metzger, D. A. (1991). Disfunção Reprodutiva em Atletas Amenorréicos e Pacientes Anoréxicos: A Review. Medicine and Science in Sports and Exercise, 23(9), 995-1007.

Devuyst, O., Lambert, M., Rodhain, J., Lefebvre, C. e Coche, E. (1993). Alterações hematológicas e complicações infecciosas na anorexia nervosa: um estudo de caso-controlo. The Quarterly Journal of Medicine, 86(12), 791-799.

Docx, M., Weyler, F. J., Simons, A., Ramet, J., & Mertens, L. (2015). Ferritina e índice de massa corporal predizem disfunção cardíaca em adolescentes do sexo feminino com anorexia do tipo restritivo. Ata Cardiologica, 70(4), 395 399.

Dolinoy, D. C., Das, R., Weidman, J. R. e Jirtle, R. L. (2007). Metastable Epialleles, Imprinting, and the Fetal Origins of Adult Diseases. Pediatric Research, 61(5), 30-37.

Duenas Disotuar, Y., Murray Hurtado, M., Rubio Morell, B., Murjani Bharwani, H., & Jimenez Sosa, A. (2015). Transtornos alimentares em idade pediátrica: uma patologia em ascensão. Nutricion Hospitalaria, 32(5), 2091-2097.

Estour, B., Germain, N., Diconne, E., Frere, D., Cottet-Emard, J. M., Carrot, G.,Lang. F. e Galusca, B. (2010). Heterogeneidade do perfil hormonal e risco físico a curto prazo na anorexia nervosa restritiva. The Journal of Clinical

Endocrinology and Metabolism, 95(5), 2203-2210.

Fairburn, C. G e Cooper, P. J. (1982). Self-Induced Vomiting and Bulimia Nervosa: An Undetected Problem (Vómitos auto-induzidos e bulimia nervosa: um problema não detectado). British Medical Journal (Clinical Research Ed.), 284 (6323), 1153-55.

Fairburn, C. G. e Cooper, P. J. (1993). Binge Eating: Nature, Assessment and Treatment. Nova Iorque: Guilford Press.

Faus Boronat, G. (2012). Deterioro cognitivo en trastornos de la conducta alimentaria de larga evolution. In Instituto Tomas Pascual, FITA. Controversias sobre los trastornos alimentarios, (pp. 157-72). Madrid: IMC.

Faya, M. (2012). La intervención de los agentes sanitarios en la prevención de los trastornos alimentarios. In: Instituto Tomas Pascual, FITA. Controversias sobre los trastornos alimentarios. Madrid: IMC.

Federico, F., Benedetta, D., Maffoni, C., Apicella, E., Leonardi , V. e Mendolicchio, L. (2017). Uma desconexão entre o estado nutricional (em termos de índice de massa corporal e ângulo de fase) e a psicopatologia na anorexia nervosa. Psychiatry Research, 252, 196-200.

Field, A. E., Cheung, L., Wolf, A. M., Herzog, D. B., Gortmaker, S. L. y Colditz, G. A. (1999). Exposure to the Mass Media and Weight Concerns among Girls. Pediatrics, 103(3), 36.

Fiszlejder, L. (2008). Etiopatogenia de la amenorrea hipotalamica funcional: Interaccion de las respuestas hormonales del sistema nervioso central y neuropeptidos perifericos. Revista argentina de endocrinologia e metabolismo, 45(2), 75-88

Flierl, M. A., Gaudiani, J. L., Sabel, A. L., Long, C. S., Stahel, P. F. e Mehler, P. S. (2011). Níveis séricos do complemento C3 na Anorexia Nervosa: um biomarcador potencial para a gravidade da doença? Annals of General

Psychiatry, 10, 16.

Gandarillas Grande, A., Zorrilla Torras, B., Sepulveda Garcia, A. R. e Munoz Rodriguez, P. E. (2003). Trastornos del comportamiento alimentario: Prevalencia de casos clinicos en mujeres adolescentes de la Comunidad de Madrid. Madrid: Instituto de Salud Publica.

Garcia-Bueno, B., e Leza, J. C. (2008). Mecanismos inflamatórios/anti-inflamatórios no cérebro após exposição ao stress. Revista de Neurologia, 46(11), 675-683.

Garner, D. M. (1993). Pathogenesis of anorexia nervosa. Lancet, 341, 163135.

Garner, D. M., e Garfinkel, P. E. (1980). Socio-Cultural Factors in the Development of Anorexia Nervosa (Factores Sócio-Culturais no Desenvolvimento da Anorexia Nervosa). Psychological Medicine, 10(4), 647 656.

Golden, N. H. e Shenker, I. R. (1994). Amenorreia na Anorexia Nervosa. Neuroendocrine Control of Hypothalamic Dysfunction. The International Journal of Eating Disorders, 16(1), 53-60.

Graell Berna, M. (2012). Perspetiva de género e contrastes da conduta alimentar. In: Instituto Tomas Pascual, FITA. Controversias sobre los trastornos alimentarios. Madrid: IMC.

Graell, M., Nestares, P. e Morande, G. (2014) Pronostico de los Trastornos de la alimentacion. In: Morande, G., Graell, M., Blanco, M. A. Trastornos de la Conducta Alimentaria y Obesidad. Un enfoque integral (pp 67.72). Madrid: Panamericana.

Grande, A., Zorrilla Torras, B., Sepulveda Garcia, A. R. e Munoz Rodriguez, P. E. (2004). Trastornos del comportamiento alimentario. Prevalencia de casos clinicos en mujeres adolescentes de la Comunidad de Madrid. Revista

Internacional online de Psiquiatria, 8(2).

Grau Tourino, A. y Baztarrica Jarauta, R. (2012). Controversias sobre los trastornos alimentarios. Madrid: IMC.

Grupo de trabalho do Guia de Prática Clínica sobre transtornos da Conduta Alimentar (2009). Guia de prática clínica sobre problemas de segurança alimentar. Plan de Calidad para el Sistema Nacional de Salud del Ministerio de Sanidad y Consumo. Madrid: Sistema Nacional de Salud.

Gull, W. W. (1868). Anorexia Nervosa (Apepsia Hysterica, Anorexia Hysterica). Obesity Research 5 (5): 498-502.

Hirschberg, A. L. (2012). Hormonas sexuais, apetite e dieta.
Comportamento nas mulheres. Maturitas, 71(3), 248-256.

Ho, T. F., Tai, B. C., Lee, E. L., Cheng, S. e Liow, P. H. (2006). Prevalence and Profile of Females at Risk of Eating Disorders in Singapore (Prevalência e perfil das mulheres em risco de perturbações alimentares em Singapura). Singapore Medical Journal, 47(6), 499-503.

Holay, M. P., Choudhary, A. A., & Suryawanshi, S. D. (2012). Ferritina sérica - um novo fator de risco no infarto agudo do miocárdio. Indian Heart Journal, 64(2), 173-177.

Hsu, L. K. (1996). Epidemiology of the Eating Disorders (Epidemiologia das Perturbações Alimentares). The Psychiatric Clinics of North America, 19(4), 681-700.

Hutter, G., Ganepola, S. y Hofmann, W. K. (2009). A Hematologia da Anorexia Nervosa. The International Journal of Eating Disorders, 42(4), 293300.

Idolazzi, L., El Ghoch, M., Dalle Grave, R., Bazzani, P. V., Calugi, S., Fassio, S., & Caimmi, C. (2016). Metabolismo ósseo em pacientes com anorexia nervosa e amenorréia. Transtornos alimentares e de peso: EWD, 27.

Jimenez-Morales, M. (2012). La prevención de los trastornos del comportamiento alimentario en los medios de comunicacion. In Instituto Tomas Pascual, FITA. Controversias sobre los trastornos alimentarios (pp 71-81). Madrid: IMC.

Kiyohara, K., Tamai, H, Karibe, C., Kobayashi, N., Fujii, S., Fukino, O, Nakagawa, T., Kumagai, L. F. e Nagataki, S. (1987). Respostas da tirotropina sérica (TSH) ao hormônio liberador de tirotropina (TRH) em pacientes com anorexia nervosa e bulimia: influência de alterações no peso corporal e distúrbios alimentares. Psychoneuroendocrinology, 12(1), 21-28.

Kiyohara, K., Tamai, H., Takaichi, Y., Nakagawa, T. y Kumagai, L. F. (1989). Diminuição da secreção tireoidiana de triiodotironina em pacientes com anorexia nervosa: influência da recuperação do peso. The American Journal of Clinical Nutrition, 50(4), 767-772.

Klump, K. (2013). A puberdade como um período crítico de risco para transtornos alimentares: uma revisão de estudos em humanos e animais. Hormonas e Comportamento, 64(2), 399-410.

Klump, K., Burt, S. A., McGue, M. y Iacono, W. G. (2007). Mudanças nas influências genéticas e ambientais na desordem alimentar na adolescência: um estudo longitudinal de gémeos. Archives of General Psychiatry, 64(12) : 1409-1415.

Klump, K. y Culbert, K. M. (2007). Estudos de genética molecular dos distúrbios alimentares: Current Status and Future Directions. Direcções actuais em ciências psicológicas, 16(1), 37-41.

Klump, K., McGue, M. y Iacono, W. G. (2003). Hereditariedade diferencial de atitudes e comportamentos alimentares em gémeos pré-púberes e púberes. The International Journal of Eating Disorders, 33(3), 287-292.

Lasegue, C. (2009). De l'anorexie hystérique. Journal frangais de psiquiatria, 32(1), 3-8.

Lazaro, L., Toro, J., Canalda, G, Castro, J., Martinez, E. e Puig, J. (1996). Variáveis clínicas, psicológicas e biológicas num grupo de 108 adolescentes com anorexia nervosa. Medicina Clinica, 107(5), 169-174.

Lee, A. M. e Lee, S. (1996). Disordered Eating and Its Psychosocial Correlates among Chinese Adolescent Females in Hong Kong. The International Journal of Eating Disorders, 20(2), 177-183.

Lenoir, M. e Silber, T. (2006). Anorexia nerviosa em crianças e adolescentes (Parte 1) Critérios diagnósticos, história, epidemiologia, etiologia, fisiopatologia, morbidade e mortalidade. Archivos Argentinos de Pediatrla, 104(3),253-260.

Llado G. (2017). Biomarcadores de los Trastornos de la Conducta Alimentaria en Adolescentes (Doctoral dissertation). Universidad Europea de Madrid

Madruga, D., Leis, R. e Lambruschini, N. (2010). Trastornos del comportamiento alimentario: Anorexia nerviosa y bulimia nerviosa. In Protocolos diagnóstico-terapêuticos de Gastroenterologfa, Hepatologfa y Nutricion Pediatrica SEGHNP-AEP. Ergon.

Martinez Costa, C. e Pedron Giner, C. (2010). Valorização do estado nutricional. En Protocolos diagnóstico-terapêuticos de Gastroenterologfa, Hepatologfa y Nutricion Pediatrica SEGHNP-AEP, (pp 313-18). Ergon.

Misra, M., Aggarwal, A., Miller, K., Almazan, C., Worley, M., Soyka, L. A., Herzog, D. B. e Klibanski, A. (2004). Effects of Anorexia Nervosa on Clinical, Hematologic, Biochemical, and Bone Density Parameters in Community-Dwelling Adolescent Girls. Pediatrics, 114(6), 1574-1583.

Monteleone, A. M., Monteleone, P., Serino, I., Amodio, R., Monaco, F., & Maj, M. (2016). Indivíduos com baixo peso com anorexia nervosa têm uma resposta aumentada de cortisol salivar não observada em recuperadores de peso com anorexia nervosa. Psychoneuroendocrinology, 70, 118 121.

Morande, G., e Casas, J. (1997). Trastornos de la conducta alimentaria en adolescentes. Anorexia nerviosa, bulimia nerviosa e cadáveres afins. Pediatria Integral, 2, 243-60.

Morande, G., Celada, J. e Casas, J. (1999). Prevalence of Eating Disorders in a Spanish School-Age Population (Prevalência de perturbações alimentares numa população espanhola em idade escolar). The Journal of Adolescent Health: Official Publication of the Society for Adolescent Medicine, 24(3), 212 219.

Morande, G., Graell, M. e Blanco, M.A. (2014). Trastornos de la Conducta Alimentaria y Obesidad. Un enfoque integral (1a ed). Madrid: Medica Panamericana.

Morande, G. (2012). Situação atual da ACT na infância e adolescência. In: Instituto Tomas Pascual, FITA. Controversias sobre los trastornos alimentarios. Madrid: IMC.

Morton, R. (1694). Physiology or Treatise of Consumption (Fisiologia ou Tratado do Consumo). Londres: Smith & Walford.

Ornstein, R. M., Rosen, D. S., Mammel, K. A., Callahan, S. T., Forman, S., Jay, M. S., Fisher, M., Roma, E., & Walsh, B. T. (2013). Distribuição de transtornos alimentares em crianças e adolescentes usando os critérios propostos do DSM-5 para transtornos alimentares e alimentares. O Jornal de Saúde do Adolescente: Publicação Oficial da Sociedade de Medicina do Adolescente, 53(2), 303-305.

Oskis, A., Loveday, C., Hucklebridge, F., Thorn, L., & Clow, A. (2012). Padrões diurnos de cortisol salivar e DHEA em adolescentes com anorexia nervosa. Stress, 15(6), 601-607.

Paszynska, E., Dmitrzak-Weglarz, M., Tyszkiewicz-Nwafor, M. e Slopien, A.

(2016). Alfa-Amilase salivar, IgA secretora e Cortisol livre como componentes neurobiológicos da resposta ao stress na fase aguda da Anorexia Nervosa. The World Journal of Biological Psychiatry: The Official Journal of the World Federation of Societies of Biological Psychiatry, 17(4), 266-273.

Pelaez Fernandez, M. A, Labrador Encinas, F. J. e Escursell, R. M. (2004). Epidemiologla de los trastornos de la conducta alimentaria en Espana: Revision y estado de la cuestion. Medicina psicosomatica, 71(72), 3341.

Pichot, P. (1995). DSM-IV: Manual Diagnóstico e Estatístico dos Transtornos Mentais. Barcelona: Masson.

Pike, K. M., Wilfley, D., Hilbert, A., Fairburn, C., Dohm, F. A., & Striegel-Moore, R. H. (2006). Antecedent Life Events of Binge-Eating Disorder. Psychiatry Research, 142(1), 19-29.

Procopio, M. e Marriott, P. (2007). Intrauterine hormonal environment and risk of developing anorexia nervosa. Archives of General Psychiatry, 64(12), 1402-1407.

Raich, R. M. e Toro, J. (1994). Anorexia y bulimia: trastornos alimentarios. Madrid: Piramide.

Raich, R. M. (2000) Imagen corporal: conocer y valorar el propio cuerpo. Madrid: Piramide.

Rastam, M. e Gillberg, C. (1992). Background factors in anorexianervosa: Um estudo controlado de 51 casos de adolescentes incluindo uma amostra da população. European Child & Adolescent Psychiatry, 1, 54-65.

Rava, M. F. e Silber, T. J. (2004). Bulimia nerviosa (Parte 1). Historia. definição, epidemiologia, cuadro clinico y complicações. Archivos Generales de Pediatria, 102(5), 353-363.

Rojo, L., Livianos, L., Conesa, L., Garcia, A., Dominguez, A., Rodrigo, G.,

Sanjuan, L. e Vila, M. (2003). Epidemiologia e factores de risco das perturbações alimentares: um estudo epidemiológico em duas fases numa população espanhola com idades compreendidas entre os 12 e os 18 anos. The International Journal of Eating Disorders, 34(3), 281-291.

Rojo Moreno, L. (2012). Los trastornos de la conducta alimentaria en el siglo XXI. In: Instituto Tomas Pascual, FI TA. Controversias sob re los trastornos alimentarios. Madrid: IMC.

Ruiz-Lazaro, P. M., Alonso, J. P., Comet, P., Lobo, A e Velilla, M. (2005). Epidemiologia das perturbações alimentares em Espanha. In: Swain P. Trends in eating disorders research (pp 85-108). Nova Iorque: Nova Publishers.

Ruiz-Lazaro, P. M., Comet, M. P., Calvo, A. I., Zapata, M., Cebollada, M., Trebol, L. e Lobo, A. (2010). Prevalência de transtornos alimentares em estudantes no início da adolescência. Actas Espanholas de Psiquiatria, 38(4), 204-211.

Russell, G. (1979). Bulimia Nervosa: An Ominous Variant of Anorexia Nervosa. Psychological Medicine, 9(3), 429-448.

Schmidt, U., Tiller, J., Blanchard, M., Andrews, B. y Treasure, J. (1997). Existe um trauma específico que precipita o aparecimento de perturbações alimentares? Psychological Medicine, 27, 523-530.

Serra Alias, M. (2011). Riesgo de trastornos alimentarios en la poblacion adolescente de Vilanova i La Geltru: relation con estilos de vida bases para la planificacion de un programa comunitario (Doctoral dissertation).

Universidad de Las Palmas de Gran Canaria.

Serra Majem, L., Aguilar Soler, G., Perez Rodrigo, C. e Aranceta Bartrina, J. (2001). Obesidad infantil yjuvenil. Barcelona: Masson.

Servicio de Epidemiologla del Boletln Epidemiologico de la Comunidad de Madrid (2012). Boletln Epidemiologico de la Comunidad de Madrid. Madrid: Comunidad de Madrid.

Shibuya, I., Nagamitsu, S., Okamura, H., Komatsu, H., Ozono, S., Yamashita, Y. e Matsuishi, T. (2011). Alterações nos níveis de cortisol salivar como um preditor de prognóstico em crianças com anorexia nervosa. International Journal of Psychophysiology: Official Journal of the International Organization of Psychophysiology, 82(2), 196-201.

Simmonds, M. (1914). Deutsche Medizinische Wochenschrift. Vol. 40.

Steiger, H., Stotland, S., Trottier, J. e Ghadirian, A. M. (1996). Familial Eating Concerns and Psychopathological Traits: Causal Implications of Transgenerational Effects. The International Journal of Eating Disorders, 19(2), 147-157.

Stein, A., Woolley, H., Cooper, S., Winterbottom, J., Fairburn, C. e Cortina-Borja, M. 2006. Hábitos e atitudes alimentares entre crianças de 10 anos de idade de mães com perturbações alimentares: estudo longitudinal. The British Journal of Psychiatry: The Journal of Mental Science, 189, 324-329.

Stein, D., e Laakso, W. (1988). Bulimia: Uma perspetiva histórica. The International Journal of Eating Disorders, 7(2), 201-210.

Steinhausen, H. C. (2002). The Outcome of Anorexia Nervosa in the 20th Century (O Resultado da Anorexia Nervosa no Século XX). The American Journal of Psychiatry, 159(8), 1284-1293.

Steinhausen, H. C. e Mohr Jensen, C. (2015). Tendências temporais nas taxas de incidência ao longo da vida de Anorexia Nervosa e Bulimia Nervosa diagnosticadas pela primeira vez ao longo de 16 anos em um estudo de registro psiquiátrico nacional dinamarquês. Jornal Internacional dos Distúrbios Alimentares, 48(7), 845-850.

Stice, E., Schupak-Neuberg, E, Shaw, H. E. e Stein, R. I. (1994). Relation of Media Exposure to Eating Disorder Symptomatology: An Examination of Mediating Mechanisms [Relação entre a exposição aos meios de comunicação social e a sintomatologia das perturbações alimentares: um exame dos mecanismos de mediação]. Journal of Abnormal Psychology, 103(4), 836-840.

Stoving, R. K., Hangaard, J. e Hagen. C. (2001). Atualização das perturbações endócrinas na Anorexia Nervosa. Journal of Pediatric Endocrinology & Metabolism, 14(5), 459-480.

Strober, M., Freeman, R., Lampert, C., Diamond, J. e Kaye, W. (2000). Estudo Familiar Controlado de Anorexia Nervosa e Bulimia Nervosa: Evidência de Responsabilidade Partilhada e Transmissão de Síndromes Parciais. The American Journal of Psychiatry, 157(3), 393-401.

Suter, P. M., Haller, J., Hany, A. e Vetter, W. (2000). Diuretic Use: A Risk for Subclinical Thiamine Deficiency in Elderly Patients (Uso de Diuréticos: Um Risco para Deficiência Subclínica de Tiamina em Pacientes Idosos). The Journal of Nutrition, Health & Aging, 4(2), 69-71.

Swanson, S. A., Crow, S. J., Le Grange, D., Swendsen, J., & Merikangas, K. R. (2011). Prevalência e correlações de transtornos alimentares em adolescentes. Resultados do Suplemento de Adolescente de Replicação da Pesquisa Nacional de Comorbidade. Archives of General Psychiatry, 68(7), 714-723.

Swenne, I. (2001). Changes in Body Weight and Body Mass Index (BMI) in Teenage Girls prior to the Onset and Diagnosis of an Eating Disorder (Alterações no peso corporal e no índice de massa corporal (IMC) em raparigas adolescentes antes do início e do diagnóstico de uma perturbação alimentar). Ata Paediatrica, 90(6), 677-681.

Swenne, I. (2007). Haematological Changes and Iron Status in Teenage Girls with Eating Disorders and Weight Loss - The Importance of Menstrual Status. Ata Paediatrica, 96(4), 530-533.

Swenne, I., Stridsberg, M., Thurfjell, B. e Rosling, A. (2009) Triiodothyronine Is an Indicator of Nutritional Status in Adolescent Girls with Eating Disorders. Hormone Research, 71(5), 268-275.

Tasaka, K., Matsubara, K., Takamiya, S., Ishikawa, S., Iwata, A., & Nigami, H. (2016). Acompanhamento a longo prazo da anorexia nervosa pediátrica hospitalar do tipo restritivo. Pediatrics International: Official Journal of the Japanese Society of Pediatrics, 422-426.

Tiggemann, M. (2003). Exposição aos media, insatisfação corporal e distúrbios alimentares: a televisão e as revistas não são a mesma coisa. European Eating Disorders Review, 11(1), 418-430.

Toro, J., Galilea, B., Martinez-Mallen, E., Salamero, M., Capdevila, L., Mari, J., Mayolas, J. e Toro, E. (2005). Transtornos alimentares em atletas femininas espanholas. Jornal Internacional de Medicina Desportiva, 26(8), 693-700.

Toro, J. e Morgado, I. (2011). El cuerpo como delito: anorexia, bulimia, cultura y sociedad. Barcelona: Ariel.

Toro, J. e Vilardell, E. (1987). Anorexia nerviosa. Barcelona: Martinez Roca.

Toro, J. (2014). Etiopatogénese. In: Trastornos de la Conducta Alimentaria y Obesidad. Un enfoque integral. Madrid: Panamericana.

Tozun, M., Unsal, A., Ayranci, U. e Arslan, G. (2010). Prevalência de distúrbios alimentares e seu impacto na qualidade de vida entre um grupo de estudantes universitários numa província do oeste da Turquia. Salud Publica De Mexico, 52(3), 190198.

Tremblay, L e Limbos, M. (2009). Perturbações da imagem corporal e psicopatologia em crianças: Evidências de investigação e implicações para a prevenção e o tratamento. Current Psychiatry Reviews, 5(1), 62-72.

Tseng, M, Fang, D, Lee, M., Chie, W., Liu, J. e Chen, W. (2007). Two-Phase Survey of Eating Disorders in Gifted Dance and Non-Dance High-School Students in Taiwan (Inquérito em duas fases sobre perturbações alimentares em estudantes do ensino secundário com e sem talento para a dança em Taiwan). Psychological Medicine, 37(8), 1085-1096.

Tsukamoto, M., Tanaka, A., Arai, M., Ishii, N., Ohta, D., Horiki, N. e Fujita, Y. (2008). Lesões Hepatocelulares Observadas em Pacientes com Transtorno Alimentar antes do Tratamento Nutricional. Medicina Interna, 47(16), 1447-1450.

Turnbull, J., Freeman, C. P., Barrie, F. e Henderson, A. (1989). The clinical characteristics of bulimic women (As características clínicas das mulheres bulímicas). The International Journal of Eating Disorders, 8(4), 399-409.

Turon Gil, V. J. e Turon Vihas, L. (2005). <^Que son los trastornos de la alimentacion? In: Manual sobre os Transtornos da Conduta Alimentar. AEETCA.

Vandereycken, W., Kog, E. e Vanderlinden, J. (1989). The Family approach to eating disorders: assessment and treatment of anorexia nervosa and bulimia. Nova Iorque: PMA Pub. Corp.

Verri, A. P., Verticale, M. S, Vallero, E., Bellone, E. e Nespoli, L. (1997). Televisão e distúrbios alimentares. Estudo do comportamento alimentar dos adolescentes. Minerva Pediatrica, 49(6), 235-243.

Vitiello, B. e Lederhendler, I. (2000). Research on Eating Disorders: Current Status and Future Prospects (Investigação sobre perturbações alimentares: situação atual e perspectivas futuras). Biological Psychiatry, 47(9), 777-786.

Welch, S. L. e Fairburn, C. G. (1996). Impulsividade ou comorbilidade na bulimia nervosa. A Controlled Study of Deliberate Self-Harm and Alcohol and

Drug Misuse in a Community Sample. The British Journal of Psychiatry : The Journal of Mental Science, 169(4), 451-458.

Wentz, E., Carina Gillberg I., Anckarsater, H., Gillberg, C. e Rastam, M. (2009). Anorexia Nervosa de Início na Adolescência: 18 Anos de Resultados. The British Journal of Psychiatry : The Journal of Mental Science, 194(2), 168-174.

Winston, A. P. (2012). A bioquímica clínica da anorexia nervosa. Anais de bioquímica clínica, 49 (2), 132-143.

Woodside, D. B. (1995). A Review of Anorexia Nervosa and Bulimia Nervosa. Current Problems in Pediatrics, 25(2), 67-89.

Yang, S., Kim, J. e Yoon, J. (2010). Atitudes e comportamentos alimentares perturbados entre rapazes e raparigas sul-coreanos: A School-Based Cross-Sectional Study. Yonsei Medical Journal, 51(3), 302-309.

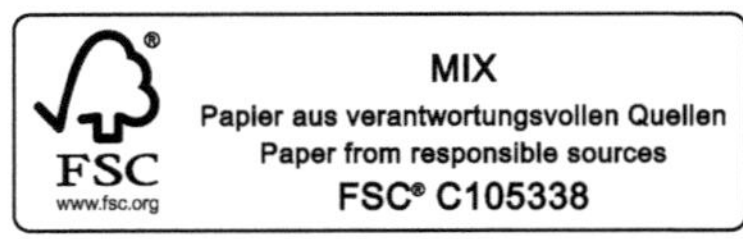

Printed by Books on Demand GmbH, Norderstedt / Germany